60歳までとは大違い！ 肉食OK!? 炭水化物OK!?

おだやかに80歳に向かう ボケない食生活

精神科医
保坂隆
脳科学者
西崎知之

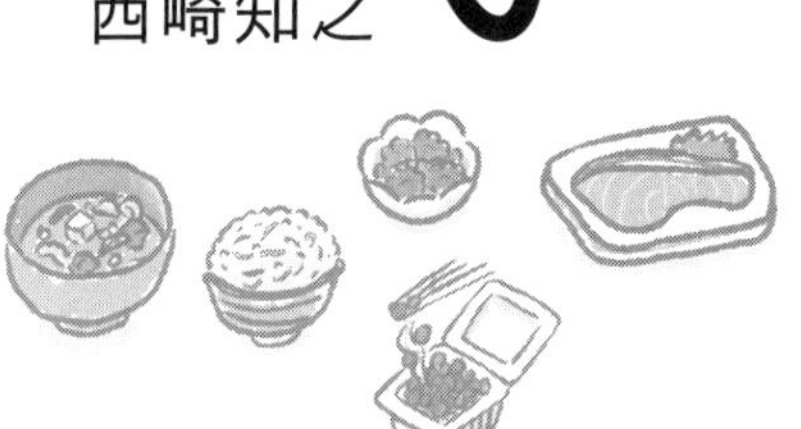

明日香出版社

はじめに

ボケないための〝読むクスリ〟としてご活用ください(保坂隆・70歳)

65歳以上の高齢者の割合が人口の7%を超えた社会を高齢化社会といいます。そして14%を超えると高齢社会、21%を超えると超高齢社会となります。

日本は1970年に高齢化社会に、1994年に高齢社会に、そして2007年には、とうとう超高齢社会に突入しました。

高齢者人口は今後も増え続け、2025年には3人に1人が、2060年には2・5人に1人が「高齢者」と呼ばれる時代がくると予測されています。

それ自体はめでたいことではありますが、問題がないわけではありません。

とくに気になるのが認知症の増加です。

2012年には65歳以上の認知症の人は462万人でしたが、2025年には約700万人、つまり65歳以上の人の5人に1人が認知症になると見込まれているのです。

ご存じのように認知症には、症状を遅らせる薬はありますが、根本的な治療薬はいまだに開発されていません。

できたら認知症にならずに、最後の日々まで穏やかにすごしたい――。それが多くの高齢者の願いでしょう。

では、認知症にならないため、とくにその前段階の症状のひとつであるボケに抗《あらが》うにはどうしたらいいのか。

いろいろな方法論が提案されていますが、本書では食事を通じてそのことについて考えてみました。

ボケないためには何を食べたらいいのか、何を食べたらいけないのか。そればかりでなく調理法や量の問題、また食べ合わせについてもふれてみました。

認知症には、心のあり方も関与しています。そして心のあり方は何を食べるかによっても変わってきます。そうしたことから精神科医の私が認知症や食の問題にも関わっているのです。

どうぞ本書を〝読むクスリ〟、つまりボケから身を守る一冊としてお読みいただけると幸いです。

はじめに

ゆるい風潮に流されずに、「ボケない食事術」について考えてみた(西崎知之・68歳)

昨今、本や週刊誌、テレビなどを通じて、高齢になったら、カロリーなど気にせず食べたいだけ食べてもいい、いままでNGだった食べ物もOK、ステーキのような肉のかたまりもどんどん食べましょう、といったことがさかんに言われているようです。

ここでいう「高齢」とは、前期高齢者の入口である65歳のこともあれば、70歳だったり80歳だったりすることもあるようです。

「先生はどう思われますか?」

「なんでも食べていい」ことについて、患者さんやマスコミ関係者にそう尋ねられることも多くなりました。

私は、昨今の〝なんでもあり〟の状況をけっこう危険視しています。少なくとも私の専門領域である認知症に関していえば、認知症の疑いのある人が、自分の食べたいものを食べたいだけ食べれば、認知症の症状を加速させてしまう危険もあると考えています。

認知症の場合、年齢を重ねれば重ねるほど発症リスクは高くなります。ですから、「70歳をすぎたら食べたいものをどんどん食べましょう」などとは口が腐っても言えません。


この本では、最新のエビデンスにしたがって、認知症にならないためには（ボケないためには）何を食べたらいいのか、何を食べないほうがいいのかについて、私なりの考えを述べさせてもらいました。

そのトーンは、以前からの主張と変わることはありません。今の風潮に忖度《そんたく》して自分の考えをゆるめるなどということはしていません。

私はエビデンスに忠実でありたいし、それが認知症から身を守るには最善の姿勢だと考えているからです。

なお、本書のテーマは「ボケない食事」ですが、ここでいう「ボケ」は一般的な意味合いで、昨夜、何を食べたかよく覚えていない、薬を飲み忘れる、人との約束を忘れるといったことも含まれるでしょう。

大ざっぱに言うと、こうしたことは認知症の初期段階の症状でもあります。もちろん、人との約束を一度忘れたからといって「認知症である」と決めつけるわけにはいきませんが、度重なると認知症を疑ったほうがいいかもしれません。

つまり、これまた大ざっぱに言うとボケの先に認知症があるのです。

本書の文章では「認知症」とだけ書かれていて「ボケ」にはふれていない項目もありますが、そんな場合でも、「認知症という言葉にはボケの意味も含まれている」と認識して読み進めていただけたらと思います。

読者のみなさまが快適な高齢期をすごされることを願ってやみません。

なお、本書は二部構成になっています。第1部（第1章〜第3章）は保坂隆先生が精神科医の立場から執筆し、第2部（第4章〜第6章）は私こと西崎知之が脳科学者の立場から執筆しています。

もくじ

第2章

この食べ物が心と体を元気にしてくれる

第3章

食べ方・作り方を工夫してストレスを減らす方法 ……99

第2部 脳科学者として「ボケない食事」について考えてみた

第4章 食事でボケないためにまず知っておきたいこと

第5章

ボケる食事・ボケない食事の真実

第6章 「脳にいい食べ物・成分」が脳に効かない理由 …… 197

プロデュース：中野健彦(ブックリンケージ)
編集協力：幸運社／寺口雅彦(文筆堂)
校正：植嶋朝子
ブックデザイン：吉村朋子
カバーイラスト：大塚さやか
本文DTP：伏田光宏(F's Factry)

第1部

精神科医として「ボケない食事」について考えてみた

第1章

ボケとは無縁！
食事に関して心がけたいこと

長生きの秘訣はよく噛んで食べること

毎日の食事でとくに重要なのは「よく噛《か》んで食べること」でしょう。

個人差はあるものの、一般的に年齢を重ねるとともに歯が欠けたり、舌の運動機能や唾液の分泌も悪くなる傾向があります。

その結果、食べ物がうまく飲み込めない「嚥下《えんげ》障害」を起こしやすくなります。嚥下障害が進むと、誤嚥といって、食べ物が食道ではなく気道に入ってしまい、肺炎を起こすことがあります。これを誤嚥性肺炎といいます。

この言葉は最近、よく耳にするのではないでしょうか。誤嚥性肺炎は高齢になるほど罹患する比率が高くなります。いまや日本は世界一の超高齢社会です。誤嚥性肺炎は、悪い意味でのその象徴なのです。

では、誤嚥を防ぐためにはどうしたらいいのでしょうか。

答えはとてもシンプルです。

「よく噛んで食べること」。これが重要で大切なことになります。

古代の日本人の主食はおこわで、干物、くるみや栗などの硬いものを食べていたとされています。硬いものはよく噛まなければならないので、古代人は1回の食事で噛む回数は約３９００回、時間にして1時間ほどかけていたと考えられています。

平安時代から昭和の戦前までの間は、米や麦、魚や野菜を主に食べてきました。古代に比べると、噛む回数はぐんと減ったと考えられています。とはいってもそれは１５００回ほどで、食事の時間も20～30分はかかっていたと推測されるのです。

時は流れて現代。食事の欧米化が進み、食べるものがどんどん軟らかくなってきました。軟らかなものは当然、よく噛まなくても飲み込めます。ですから噛む回数はこれまでに比べてガクンと減って６２０回程度。時間にすると11分ほどしかかかりません。これでは、あまりに少ないといわざるを得ません。

では具体的に、どのくらい噛んでから食べるようにするといいのでしょうか。

これはあくまで目安ですが、「ひと口30回」を目標にするのが理想的とされています。

しかし、噛むことにあまり慣れていない現代人にとって、ひと口30回というのは意外とハードルが高いようです。

そこで、クリアするためには、噛みごたえのある食材（玄米、胚《はい》芽米《がまい》、きのこ、根菜、こんにゃくなど）をメニューに取り入れるといいでしょう。

また、食材を大きめに切ったり、逆にひと口に入れる量を少なくして味わって食べるようにする。味付けを薄めにして素材そのものの味を楽しむ、といった工夫も有効でしょう。

現代人は、平均するとひと口で10〜20回しか噛んでいないそうです。「飲み込もう」と思ったときに「あと10回！」を実行すれば、ちょうどよくなります。

噛むことの大切さを伝える〝卑弥呼の教え〟

日本咀嚼《そしゃく》学会をご存じでしょうか。

噛むことの大切さを考え、伝えることを目的のひとつとして1990年に発足したNPO法人です。その日本咀嚼学会には「卑弥呼《ひみこ》の歯がいーぜ」という標語があります。よく噛んで食事をしていたと考えられる古代時代の女王・卑弥呼にかけて、噛むことの8つの効用を伝えています。ひとつずつ見ていきましょう。

●ひ：肥満防止

よく噛むことで脳が満腹感を覚えるので、食べすぎ防止になります。

●み：味覚の発達

よく噛めば、食材本来の味がよくわかるため、味覚が発達します。

●こ：言葉の発達

噛めば噛むほど顔が動くので、顔の筋肉が発達します。それで表情が豊かになり、言葉を正しく発音できるようにもなります。

●の：脳の発達

顎の脇に手を当ててるとよくわかりますが、噛む動作をしているとき、こめかみはよく動きます。このことによって、脳への血流がよくなって、脳の活性化につながります。

●は：歯の病気予防

噛む回数が増えると、唾液の分泌がさかんになります。すると、口の中が唾液によって洗い流され、虫歯や歯周病の予防になります。

●が：がんの予防

唾液のなかには「ペルオキシターゼ」という成分が含まれていて、その成分には食品中の発がん性を抑制する働きがあるとされています。

●い：胃腸の働きの促進

たくさん噛むことで食品が細かくなり、それを消化する胃や腸の負担が少なくなります。そのため、胃腸の働きが正常に保たれます。

●ぜ：全身の体力向上

しっかり噛むとあごが発達するので、ぎゅっと歯を食いしばることができます。そうすると全身に力が入ります。

このように、噛むことには本当に多くの利点があります。つまり、噛めば噛むほど健康になるのです。お金もかかりませんし、特別な技術も必要ありません。ただ噛めばいいだけです。噛むのは自分の歯でも義歯でも同じです。たとえ総入れ歯の人でも、噛むことで健康を保てるのです。

5色を食べるように心がける

食事をするうえで、最もといっていいほど大切なのがバランスよく食べることです。

いくら脳にいいからといって、ひとつの食材ばかりを食べていては身体によくありません。これもまた偏食です。過剰摂取すると、ホルモンのバランスを狂わせたり、成長阻害や下痢などを起こしたりする場合もあります。

バランスのいい食生活を心がけることが大切というわけです。

しかし最近は、少ない品数で済ませているケースが多いようです。高齢者でもそれは同じで、たとえば牛丼などの丼ものだけ、パスタだけ、ラーメンだけ、おにぎりだけ、サンドイッチだけ……。あなたにも心当たりがあるのではないでしょうか。

かつての家庭料理は、それほど豪華ではありませんでしたが、味噌汁、煮物、焼き物、漬物など品数が豊富で、自然に栄養バランスがとれるようになっていました。

こうした食事ができにくくなっている現在、栄養バランスを保つためにはどうしたらいいのでしょうか。

食材の色に注目することです。

赤、黒、緑、黄色、そして白の5色がそろうように食材を選ぶことが大切です。

各色の代表的なものを挙げてみましょう。

●赤

にんじん、トマト、肉類など。

●黒

黒豆、黒ごま、昆布やわかめなどの海藻類、黒酢など。

●緑

レタス、ほうれん草、きゅうり、アスパラガス、ブロッコリーなど。

●黄色

とうもろこし、かぼちゃ、たくわん、卵など。

●白

大根、カリフラワー、豆腐、牛乳など。

たとえば、ラーメンを食べる際に、コーン（とうもろこし）、海苔、青ねぎをトッピングすれば、黄色、黒、緑がたちまちそろいます。

メインの料理に〝ちょい足し〟する気持ちがあると、各色をそろえやすいかもしれません。

栄養バランスは「マゴワヤサシイ」でチェックする

バランスのとれた料理を心がけるべきというのは前項でお話ししたとおりですが、栄養バランスに関しては、バランスよくとれているかどうかをチェックする簡単な目安があります。

それが何かというと、キーワードは「マゴワヤサシイ」です。

つまり、一日の食事を通して、以下の食品がとれているかどうかをチェックすればいいだけです。

●マ（豆類）

納豆、豆腐、煮豆、枝豆、きなこ、おから、ゆばなどがとれているか、チェックしてみましょう。

●ゴ（ごまなどの植物性油脂）

いちばん簡単なのは炒りごまやすりごまを常備しておき、おひたしや味噌汁はいうまでもなく、サラダやうどん、そばなど何にでもひとさじ加えて食べる習慣をつけてしまうことです。

●ワ（わかめなどの海藻類）

海苔、昆布、ひじきなど。口寂しいときには、昆布のスナックを口にするようにすれば、カロリーも低く、しかもヨウ素などの栄養素も摂取できます。

ヨウ素は甲状腺ホルモン合成に必要な成分で、人にとって必須元素です。海藻類を食べなくなると、ヨウ素不足から甲状腺異常になりやすくなるので要注意です。

●ヤ（野菜）

生野菜は見た目はたっぷりに見えても、厚生労働省が推奨している1日350グラムをクリアするのは大変です。煮たり焼いたり炒めたりしてクリアをめざしましょう。

●サ（魚）

とくに鰯、秋刀魚、鯵などの青魚を積極的に食べるようにしましょう。味噌汁をつくるときも、できるだけ煮干しから出汁《だし》をとるようにしたいところです。

●シ（しいたけなどのきのこ類）

しめじ、エリンギ、えのきだけ、まいたけなどをストックしておき、味噌汁、炒め物、鍋などには必ずきのこを入れるようにしましょう。

●イ（いも類）

いもに含まれる澱粉は、脳の栄養分である糖分の補給源になります。繊維質も多いので便秘予防の効果も期待できるでしょう。

朝食をとらないと頭は働かない

厚生労働省の「国民健康・栄養調査」（平成26年）によると、全国で11・6％の人が朝食を食べないとか。この数字だけ見ると、たいした数には見えないかもしれませんが、日本の人口の1割強、人数にするとなんと1700万人にも及びます。

そのなかで最も多いのが20代で29・5％、次いで30代で23・5％となっています。働き盛りでもあるこの世代は、前夜遅くまで働いて、食を犠牲にしても寝ることを優先しているのかもしれません。

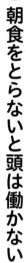

高齢者になると、さすがにその数は減ってきますが、それでも60代でも7・9％とそれほど少ないわけではありません。目立つのがひとり暮らしの人たちで14・5％に及んでいます。

ここからは、長年の仕事から解放され、しかも文句を言う人もいないので、寝たいときに好きなだけ寝る姿が浮き彫りになります。

では朝食を抜くと、どんなことが起こるのでしょうか。
朝食をとることを推奨している農林水産省の「めざましごはん」では、

・脳のエネルギーが不足して集中力の低下などが発生しがち。
・昼頃にはお腹がすきすぎて、つい、ドカ食いしがち。

などを挙げています。

実際、朝食をとらないと、脳の働きは驚くほど悪くなります。血中ブドウ糖濃度と体温が低いままだからです。要するに朝食をとらない限りは、起き抜けのボーッとした状態のままなのです。脳を活性化させるには、糖分と良質のタンパク質を摂取する必要があります。しかも、脳がフル回転するのは、食事をとってから2時間以上経過してからです。

「べつに仕事に出るわけではないのだから、朝っぱらから頭が働かなくてもかまわないさ」

そう思っている高齢者の方もいるのではないでしょうか。

しかし、午前中に投資詐欺の電話がかかってくることもあり得ます。知らないうちに銀行のカードの暗証番号を教えていた、といった面倒が起こってしまうかもしれないのです。

「早起きは三文の得」という諺は、朝食をとってこそ、その教訓が生きてくるのかもしれません。

「腹八分目の空腹感」こそ脳へのごちそう

脳のことを考えると、毎回毎回満腹になるまで食べるのはあまり好ましくはないようです。

米国イェール大学のホーバース博士は、それを実験で証明しました。

お腹がすくと、食べ物がほしくなります。この行動を促しているのがグレリンというホルモンです。胃から分泌されたグレリンは、下垂体と視床下部に働きかけ、食欲を増進させます。

ホーバース博士は、このグレリンというホルモンを生成できないマウスを作り出し、脳の働きを調べました。すると、記憶力に関係する海馬のシナプス数が通常のマウスよりも25％も低いとわかったそうです。

しかも、この状態のマウスにグレリンを注射したところ、シナプス数が急激に増加したというのです。

グレリンが作り出せないということは、空腹を感じないわけで、つねに満腹状態と同じになります。

実際、私たち人間の血中グレリン濃度を調べたところ、太っている人よりも、やせている人のほうが高いことがわかっています。

もちろん、ホーバース博士の得た実験結果をそのまま人間に当てはめるわけにはいきませんが、つねに満腹状態でいたり、肥満体型になると、海馬の働きが悪くなる可能性があるといえるのではないでしょうか。

江戸時代には何度となく全国各地で大飢饉が起きました。じつは私たち日本人が十分な食糧を得られるようになったのは、つい最近のことです。つまり、空腹のほうがふつうの状態だったわけです。

いつまでもボケないためには、腹八分程度で抑えておいたほうがよさそうです。

「若返り」を意識するなら腹六分目が目安

前項で「腹八分」をおすすめしましたが、アンチエイジングという視点からは腹八分目は食べすぎといえるかもしれません。

今の日本は〝飽食の時代〟の真っただ中。いつでもどこでもおいしい食べ物が手に入ります。ほとんどの人が知らず知らずのうちに食べすぎているといっても過言ではありません。

そういえば最近、ハードなダイエットをしている人を除けば、「腹ペコで倒れそうだ」「お腹がすいて目が回った」といった経験がある人は少ないのではないでしょうか。

人間が地球に生まれてから数十万年、ずっと飢餓に苦しんできた人類が十分な食糧を得られるようになったのは、ここ数百年のことです。

人間の遺伝子には飢餓を生き抜くために脂肪を体内に溜め込むという防衛システムが組み込まれているので、必要以上に食べたものはしっかり蓄積されていくのです。

いくら食糧の豊かな時代になっても体のシステムはそのままで、せっせと脂肪を溜め込みますから、メタボの中高年が増えるのも当たり前の話ですね。

若いうちは新陳代謝が活発で過食の影響も出にくいのですが、年齢を重ねて代謝が悪くなってからも節度なく食べ続けていると、肥満や生活習慣病、ひいてはボケてしまうリスクはどんどん高くなります。

「だったら、いつもお腹をすかせていれば健康にいいのですか？」

という声も聞こえてきそうですが、医学的な立場での答えは「イエス」です。

どうしてイエスなのかわかりますか。

人間には空腹時にだけ働く「若返り遺伝子」があり、老化を抑制し、さらに寿命を延ばす働きがあるからです。

ただ、この遺伝子は、ふだんは眠っている状態で、その効果を発揮させるには遺伝子のスイッチをオンにする必要があります。

その起動方法が空腹状態をつくることなのです。

「若返りには腹六分目がいい」という根拠はここにあります。

若返り遺伝子をうまく働かせるには、次の3つのポイントに留意してください。

①お腹がすいたからといって、すぐに食事はせずに、30分～1時間の空腹時間を保ってから食事をすること。空腹時間をしばらくキープするのがポイントです。

②一日の摂取カロリーは1800キロカロリー程度に抑え、1回の食事量を腹六～七分にすること。

③栄養バランスのいい食事を心がけ、量は控えめにすること。

若返り遺伝子は老化を防ぐだけでなく、美容や病気の予防にも効果があります。たとえば、シミやシワの予防、脂肪の燃焼、動脈硬化の抑制、がんや生活習慣病の予防など、あらゆる老化要因を抑制する働きがあるといわれています。

また、この遺伝子はうれしいことに、どの年代の人でも活用できます。70代でも80代でもOKです。

「元気で長生きしたい」と願うなら、食事は腹八分ならぬ腹六分を目安としましょう。

過激なダイエットはボケを早める

とくに女性には「やせたい」という願望がいくつになってもあるようです。腹八分や腹六分では足りないとばかりに、過激なダイエットに走る高齢女性がいます。いくつになってもスタイリッシュで美しくいたい……。その気持ちはわからないわけではありませんが、過激なダイエットはボケを早めるだけです。

脳はとても大食漢です。摂取カロリーの4分の1を脳が消費します。極端なダイエットをした場合、一日中、頭がボーッとして、やたらと眠いことがあるといいます。これは、摂取カロリーを激減させたために脳の取り分も激減し、脳が飢えてダウン寸前の状態になっているからです。

とくにダイエットが脳によくない理由は、脳のエネルギー源であるブドウ糖、すなわち甘いものや炭水化物を大幅にカットする点です。

また、脳にとっては、脂肪酸やアミノ酸も必要不可欠な栄養素です。それなのにダイエットでは、できるだけ脂肪を摂らないようにするし、カロリーを気にしすぎて良質なタンパク質もあまり摂りません。これでは脂肪酸もアミノ酸も不足します。脳に「死ね」と言っているようなものではありませんか。

さらに、ダイエットをすると、寝つきが悪くなったり、眠りが浅くなったりすることがあります。

これは、睡眠と覚醒のコントロールに必要なセロトニン、メラトニンなどのホルモンの分泌が十分におこなわれなくなったせいです。

セロトニンやメラトニンを生成するためには、高炭水化物食品とある程度の脂肪分が必要です。脳は栄養不足のうえ、良質な睡眠も十分に与えられず、もうヨレヨレです。

このセロトニンというのは、元気や明るさを引き出してくれる脳内物質です。これが不足すると、うつになりやすくなるといわれています。

過激なダイエットをしてスリムなボディを手に入れたとしても、同時に脳までやせ細ってしまっては、若さも能力も失うことになりかねません。

また、ダイエット中は「これだけでダイエット時の必要な栄養分は十分」と謳っているダイエット食品に頼りがちですが、こうした商品の多くは脳の健康をまったく考えていないといっても過言ではありません。注意が必要です。

それでも、ダイエットをしたいのなら、まずそれまでの食生活の改善と、適度な運動を心がけましょう。ボケないためにも、脳に必要な栄養までカットしないようにしたいところです。

ひとりの食事でも「いただきます」の心を忘れずに

食事の前には「いただきます」、食事が終わったら「ごちそうさま」という。また、「いただきます」のときには合掌し、「ごちそうさま」のときには軽く頭を下げる……。

現在、高齢者といわれる世代なら、こうした習慣は自然に身についているかもしれません。しかし、夫婦二人の食卓だったり、あるいは「ひとり老後」だったりすると、つい、食前食後の挨拶は忘れたふりで、「さあ、ご飯にしようか……」とつぶやく程度、食後も黙って立ち上がってはいないでしょうか。

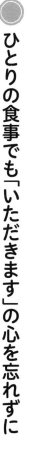

ひとり暮らしなのだから、あるいは長年連れ添った相手がいるだけだから、何も改まってそんな挨拶は必要ないのでは、と思うかもしれません。

でも、「いただきます」「ごちそうさま」は単なる挨拶以上の意味を持っているのです。目の前の食べ物に対する深い感謝や思いが込められた言葉だということをご存じでしょうか。

じつは、世界を見渡しても、食事の前に合掌する習慣があるのは日本人だけのようです。

英語では、一家の主や客人を招いた人などが「Let's eat」（さあ、食べましょう！）というぐらい。

フランス語では「Bon Appétit」、直訳すれば「よい食欲を！」（食欲がさかんでありますように）、つまり「どうぞ、食事を楽しんでください」という意味ですが、これはレストランのギャルソン（給仕）などが料理を出したときに使う言葉。本来は、食事をする人はとくに決まった挨拶はしないようです。

中国語にも「いただきます」に当たる言葉はなく、ときに「吃吧！」（チィバッ！）ということがあるようですが、これは英語の「Let's eat」と同じで、「さあ、召し上がってください」という言葉にあたるようです。

一方で日本語の「いただきます」には、こうした言葉とは本質的に違った意味合いが含まれています。

私たちが口にする食べ物は、肉や魚はいうまでもありませんが、野菜や果物も、みな命ある存在です。その命を「いただいて」自らの生命活動の源にしていく――。それが、動物である人間が生きていくうえでの宿命です。

つまり、「いただきます」は、ほかの生命体の命をいただくことに対しての心からの感謝の言葉なのです。

キリスト教でもイスラム教でも、食事を与えてくれた神に対する感謝は捧げられますが、地球上で展開される食物連鎖に対する感謝を含む「いただきます」とは本質的に異なるでしょう。

「いただきます」という言葉の根底には、生命の営みに対する深い哲学があると私は考えています。

また、食後の「ごちそうさま」は、あちこち走り回って今日の食卓を調《ととの》えてくれたことに対する感謝の言葉――。転じて食卓に並んだものをありがたくいただきましたという感謝の言葉ともいえるでしょう。

仏教精神が流れる日本の食事作法には、はじめから終わりまで「万物に対する感謝の念」がいっぱい込められています。ですから食卓に向かうのが、たとえひとりであっても、食事の前には「いただきます」、食事が終わったら「ごちそうさま」と口にすることをおろそかにしないようにすべきです。

こうした習慣を守り続けるのも、ボケ防止につながることはいうまでもありません。

夕食は「腹持ちのよくないもの」にする

「なかなか眠れない」
「眠りが浅くてすぐ目が覚めてしまう」

「夜中に何度も目が覚める」

誰でも、このような夜をすごした経験があるのではないでしょうか。

「眠れない」というのはいまや一種の〝国民病〟で、厚生労働省の日本人を対象とした調査によると、5人に1人が「睡眠で休養が取れていない」、「何らかの不眠がある」と回答しています。

年齢を重ねると不眠は増加し、60歳以上では約3人に1人が睡眠問題で悩んでいるという結果が出ているのです。

ただし、「不眠症」というのは、「入眠障害・中途覚醒・早朝覚醒・熟眠障害などの睡眠問題が1カ月以上続き、日中に倦怠感・意欲低下・集中力低下・食欲低下などの不調が出現する病気」と定義されていて、1日や2日眠れなくても「不眠症」には当てはまりません。

しかし、1日でもぐっすり眠れなければ、脳は疲労から回復せず、次の日の活動に影響が出るのは間違いのないところです。

では、眠れない夜はどうしたらいいのでしょうか。

眠れないと思ったら、一度、その日の夕食を見直してみてください。案外、夕食で食べたものが原因で、胃がもたれてしまって眠れないのかもしれません。とくに消化機能が衰える高齢者にはありがちです。

快眠のためには、夕食は「腹持ちのよくないもの」、つまり消化のために胃の中に長く停滞しないものがおすすめです。脂肪の多い食品や油を使った料理は停滞時間が長いので、夕食にはできるだけ食べないようにしましょう。

たとえば、魚なら天ぷらやフライではなく、刺身や蒸していただくのがいいでしょう。

また、肉なら脂肪の少ない部分を蒸してポン酢で食べるとか、野菜と一緒に卵とじにしたものなどがおすすめです。

どうしても油っこいものが食べたいときは、酢の物などと一緒に食べるようにしましょう。酢やかんきつ類など酸味のある食べ物は、胃液の分泌を促して消化吸収を助けてくれます。かぶ、きゅうり、わかめなどの酢の物がいいでしょう。

また、どんなに食事の内容に気を使っても、量が多ければ消化に時間がかかってしまいます。すでにご紹介したことですが、とくに夕食は腹八分目かそれ以下を心がけてください。それに、夕食をたくさん食べると、太りやすいので要注意です。


最後に、夕食を食べる時間もポイントです。

眠りにつく前は、だんだん体温が下がりはじめるものですが、食事をすると、体のなかで栄養素が燃焼して代謝が高まるので、体温が上昇してしまいます。これは眠りに向かうのと真逆の現象です。

夜の快眠を得たいのなら、寝る前の2時間はお腹が重くなるほど食べてはいけません。

水分をとるのも控えましょう。夜中にトイレに何度も起きてしまっては、ぐっすり眠ることができないのはいうまでもありません。

夕食のメニューを見直すという簡単すぎることを実行すれば、今夜のあなたの安眠は約束されたようなものです。

低栄養状態にはアルブミンの補充を

低栄養状態におちいっている高齢者が少なからずいらっしゃいます。

厚生労働省によると、「低栄養」について、「食欲の低下や、噛む力が弱くなるなどの口腔機能の低下により食事が食べにくくなるといった理由から徐々に食事量が減り、身体を動かすために必要なエネルギーや、筋肉、皮膚、内臓など体をつくるタンパク質などの栄養が不足している状態」と定義しています。

同じく厚生労働省が発表した「令和元年度 国民健康・栄養調査結果の概要」によると、65歳以上の低栄養傾向は、男性で12・4％、女性は20・7％に上っています。

この数字は、高齢になるほど大きくなり、85歳以上では、男性17・2％、女性27・9％となっています。

要するに栄養不足のシニアが少なくないというわけです。

この原因はなんなのでしょうか。

脂肪の摂りすぎや肉の食べすぎが太りすぎや生活習慣病の原因と思い込んで、タンパク質を十分に摂らないこと——。

どうやらこれが、シニアの栄養不足の大きな要因のようです。

そんななかで、専門家がとくに注目しているのが、体内のタンパク質量の目安となる「アルブミン」という成分です。

アルブミンとは、私たちの血液に含まれるタンパク質で、総タンパクのうち約67％を占めています。

アルブミンは、筋肉や血管、免疫細胞などに欠かせない成分で、これが不足すると筋肉が減ったり血管がもろくなったり、免疫機能も低下するといわれています。

加齢とともに体内でアルブミンをつくる力が弱まります。それが老化を加速させる原因になっているのです。

アルブミンが少なくなる原因には、肝臓や腎臓の機能低下もありますが、いちばんの理由はシニアのタンパク質摂取量が少ないことです。

肉や魚や大豆など、食べ物から摂取するタンパク質の量が足りないと当然、体内のアルブミン量も少なくなり、免疫力が低下したり血管が弱くなったりします。

年齢とともに抵抗力が弱くなり、アルブミン量の持つ意味が年々大きくなります。食事では十分なタンパク質を摂るように意識したいところです。

では、アルブミンを多く保つにはどうしたらいいのでしょうか。

栄養を摂るだけでなく、その製造現場である肝臓をいつも元気な状態にしておくことが大切です。

では、肝臓を元気な状態で保つには？

過労や過度の飲酒を避けることはいうまでもなく、日頃から肉や卵、チーズ、ヨーグルト、豆腐、納豆、魚などの高タンパク食品をしっかりとることです。

しかし、とくにシニア層の食事にいえることですが、日本の食事はご飯を中心とした和食が主流です。だから、シニアは食が細くなると同時にタンパク質の摂取量もぐんと減ってしまいます。

これまでは、高齢になれば、粗食で小食のほうが長生きにつながるという考えの人も多かったのですが、熟年期をボケとは無縁で元気に生き生きとすごそうと思うなら、十分にタンパク質を摂ってアルブミンを蓄えるのが正解です。

いくら面倒でも、「今日はお茶漬けで軽く済まそう」などという食生活は感心しません。

その意味では、最近よく語られている「高齢者は朝からステーキを食べよう」

などといった考え方も一理あるのかもしれません。肉を食べれば、タンパク質の摂取ができます。ただし、ここでもバランスを考えなければなりません。肉食中心の食生活が長く続けば、動物脂肪の過剰摂取で腸内にコレステロールの悪玉菌をのさばらせ、それがさまざまな不調や病気を呼び込む可能性も低くありません。

一気にたくさんのタンパク質を増やそうとするのではなく、ときどきおやつ代わりにゆで卵やチーズをとるようにすれば、アルブミンを補充できます。アルブミンが増えれば、自然と元気が湧いてきて、徐々に若返り効果が感じられるようになるでしょう。

キレやすい人にはカルシウム、ビタミンB群が必要

「キレる」という言葉が一般的に使われ出したのは、平成元年頃といわれています。その頃から、些細なことでもカッとして怒りをコントロールできなくなる人

が増えたということでしょう。

当初、「キレる」というのは主に若者を対象とする言葉でしたが、後に高齢者もその仲間入り。2007年に作家の藤原智美さんが『暴走老人！』というタイトルのノンフィクションの作品を著してからは、キレやすい高齢者はそのタイトルどおり「暴走老人」とも呼ばれるようになりました。

キレる原因として考えられているのがカルシウム不足です。

カルシウムは体内に1キロもあるミネラル成分ですが、その99％は骨と歯に使用されています。

そのため、脳に送られるカルシウムの量は不足しがちです。すると精神状態が不安定になり、自分自身の感情をコントロールできなくなってしまうのです。

じつは、カルシウムには適度な濃度を保てば脳細胞の活動を活発にする働きもあります。ということは、キレやすい人たちは精神状態が不安定になると同時に脳の活動も低下しているわけです。つまり、キレる原因＝カルシウム不足を解消すれば、脳の活動も活発になるはずです。

学校や家庭でキレたことのある子供の日常生活について調べたところ、スナック菓子、清涼飲料水、インスタント食品の摂取量がほかの子供たちよりも多いとわかったそうです。

調べてみると、この3食品には共通している点がありました。

それが何かというと、

①高カロリー
②高脂肪または高糖分
③リンの含有量が飛び抜けて多い
④リン以外のミネラルやビタミン類がほとんど含まれていない

という4つの点です。

リンの含有量が多い食品を大量に摂取すると、カルシウムやマグネシウム、ビタミンB群が大量に消費されてしまいます。

もともと日本人はこれらのミネラルやビタミンが不足しているといわれていますから、完全な欠乏状態に至るようになるでしょう。

ビタミンB群とマグネシウムも、不足するとイライラや不安感を鎮められなくなるといわれていますから、スナック菓子や清涼飲料水を多量にとっていれば、脳の働きが悪くなって当然です。

ちなみに、カルシウムをたっぷり含んでいるのは、牛乳、チーズ、納豆、小松菜など。喉が渇いたら清涼飲料水ではなく、牛乳を飲むのが理想的です。

第2章

この食べ物が心と体を元気にしてくれる

脳を活性化させボケを防ぐ大豆食品

最近は〝つゆだく〟などいろいろな商品が登場して、かつてほど納豆が苦手という日本人は少なくなりましたが、それでも「あのにおいがどうも……」などという人も少なからずいるようです。

数年前のこと、その納豆がアメリカで話題になりました。きっかけは、ある天才青年の母親の言葉でした。

その天才青年というのは、マイケル・カーニーさん。彼の知能指数はなんと250。20世紀を代表する物理学者のアインシュタインの知能指数が173だったのですから、カーニーさんのすごさがわかります。

彼はわずか10歳で大学を卒業しましたが、じつはこのカーニーさんの母親が日系アメリカ人なのです。その母親の「幼い頃から毎日納豆を食べさせていたため、頭がよくなったのだと思う」という発言が全米に報道され、子育て中の母親たちに注目されたのです。

もちろん、カーニーさんが天才になった理由のすべてが納豆にあるわけではないでしょうが、納豆に含まれているセリンリン酸という物質には脳を活性化する働きがあります。

しかも、大豆が発酵するときに大量に発生するナットウキナーゼという酵素には、セリンリン酸を体内に吸収しやすい状態にする働きがあるので、納豆が脳の活性化に有効なのは間違いないところでしょう。


納豆が苦手というなら、醤油や味噌など、ほかの大豆食品を積極的に食べるようにしましょう。

大豆には、私たちの身体に必要不可欠なタンパク質と、体内では合成することができない貴重な8種類の必須アミノ酸がバランスよく含まれています。そして、醤油や味噌、納豆のような発酵食品に加工すると、アミノ酸が体内に吸収されやすくなるのです。

脳のエネルギー源はブドウ糖ですが、アミノ酸がなければ神経伝達物質のやりとりがうまくいきませんし、良質のアミノ酸を摂取すると認知症が改善するといわれます。つまり、脳の働きのために良質のアミノ酸は欠かせないというわけです。

大豆食品の代表的なものに豆腐があります。手っ取り早くアミノ酸を補充したければ、コンビニででも豆乳を買ってきてゴクゴクと飲みましょう。これなら1分あれば十分です。

豆乳の味が苦手なら、コーヒーショップで「豆乳入りカフェオレ（ソイラテ）」を頼んでみてはいかがでしょうか。そうすれば、コーヒーブレイクのたびに脳を活性化させることができます。

具だくさんの味噌汁は超健康食

大豆の話を続けましょう。

「元気で長寿を願うなら、大豆を一生食べ続けるように」という言い伝えがあります。

豆腐、納豆、おから、ゆば、味噌、醤油……などなど。大豆は日本人の食卓に欠かせません。その大豆製品は、生活習慣病を予防する食品のエースとして、植物性タンパク質のパワーが認められているのです。

大豆は「畑の肉」と呼ばれるように、良質なタンパク源です。肉食を禁じている禅寺でも、もちろん大豆はOK。大豆からタンパク質や脂肪を摂取し、荒行に耐えられる心と体をつくっているのです。

歴史上の人物で、天寿をまっとうしたとしてもよく取り上げられるのが、

2023年のNHK大河ドラマの主人公でもある徳川家康です。平均寿命わずか38歳の当時、75歳の生涯を生きたのですから、なかなかのものではありませんか。

その家康伝来の食養生として語り継がれているのが「三根五菜味噌汁」です。「ごちそうは月に二、三度までとして、平素は麦飯と『三根五菜味噌汁』があればよい」という教えです。

「三根五菜味噌汁」とは、根菜を3種類と野菜を5種類入れた味噌汁のことで、野菜をいっぱい入れた味噌汁が、家康にとって「かけがえのない健康食」だったようです。


オフィス街のある小料理屋がランチサービスを始めたら、たちまち行列ができる人気店になったそうです。その秘密は具だくさんの味噌汁をお替わり自由でお客さんに提供したからだと耳にしたことがあります。

また、私の知人にひとり暮らしの高齢男性がいますが、彼は「野菜料理といっても面倒だから、じゃがいも、大根、にんじん、玉ねぎ、キャベツなどをドーンと味噌汁の具にして食べています。これが常食です」と話しています。この具だくさんの味噌汁が、彼の健康を支えているのだと思います。

「一人分の味噌汁をつくるのは、けっこう面倒くさい……」

そう思っているひとり暮らしの高齢者もいるかもしれませんね。そんな方には味噌汁の簡単な作り方をお教えしましょう。

小鍋に水を入れ、だしの素をパラリ。ここに冷蔵庫の野菜室に残っていた野菜類をなんでも適当に切って放り込み、柔らかく煮る……。

こうすれば、残り野菜も無駄なく食べられるし、じゃがいもや里いもなどのいも類、にんじん、大根、かぶなどの根菜類が入っていると、それだけでけっこう食べ応えのあるおかずになります。

具に火が通ったら、味噌を溶き入れます。このときも、味噌こしを使ってなどと本格的にする必要はありません。スプーンで適当な量をかき出してドボンと入れ、菜箸の先でかき混ぜればそれでOKです。

その際、注意しなければならないことがひとつだけあります。味噌を入れたら絶対に沸き立たせない――。沸騰させると、せっかくの味噌の香りが消し飛んでしまいます。

おいしい味噌汁づくりのポイントは、唯一ここだけといってもいいでしょう。

先ほどとは別のひとり暮らしの高齢男性Dさんは、野菜が余るとその場でトントンと刻み、素材ごとにラップに包んでファスナー付きのポリ袋に入れておきます。

大根、にんじん、玉ねぎ、いも類など……。味噌汁をつくるときは、そこから刻み野菜を取り出して適当な組み合わせで入れ、時にはわかめや豆腐、油揚げなどほかの具も加えて、だし汁でひと煮立ち。味噌を入れたら出来上がり……。

Dさんがボケとは無縁でいられるのは、この味噌汁のおかげもあるのではないでしょうか。

なかには「そんな小まめなことはできない」という方もいるかもしれませんね。たしかに一人分の味噌汁はミルクパンに一杯程度の分量です。そんな少量はつくりにくいというなら、香り立つ味噌の味を楽しむのは最初だけでよしと納得し、一度に3回分くらいつくって、2回目以降は電子レンジにかけられる器に移してチンして楽しむという手もあります。

このとき、菜の花、絹さやなどの青みを加えたり、みょうがなど季節感のあるものや、香りのある一品を加えると、出来たての味噌汁にひけをとらない味わいになるでしょう。

朝食にはなぜ、甘いものを摂ったほうがいいのか

第1章でもお話ししたように目覚めたばかりの脳は酸素不足で、そのうえに栄養不足です。つまり、お腹がすいているのです。

脳は体重の2〜2・5%ほどの重さしかないのに、とても食いしん坊で、一日

の消費カロリーは約400キロカロリー。これは、体全体の消費のなんと約20%に当たります。

現代人は、朝は時間がないからとか、ダイエットを理由にして朝食をとらない人が多いようですが、腹ペコの脳にエネルギーを補給しなければ、活発に働くことができず、思考能力はストップ、集中力もなくボーッとしたままです。

脳の研究によると、脳が元気いっぱいに働き出すのは、食事をとって約2時間たってからとすでに証明済みです。とくに大事な用事がある日などは、その開始時間から逆算して2時間くらい前までには食事をとっておくといいでしょう。

脳のエネルギー源はグリコーゲン、つまりブドウ糖だけです。朝食には甘いもの、または炭水化物、果物などを意識的に取り入れるといいでしょう。甘いものは体内に入るとすぐにブドウ糖に変わり、そのままグリコーゲンに変化します。炭水化物も分解されるとブドウ糖になるし、果物に含まれる果糖もグリコーゲンに変わりやすいものです。

良質のタンパク質も、ストレスを忘れさせてくれる深い鎮静作用があります。つまり、朝食には糖分と良質のタンパク質を組み合わせて摂取するのがベストなのです。

きちんとした朝食がどうしてもとれないのなら、バナナ、卵、牛乳、蜂蜜などをミキサーにかけたジュースを飲むといいでしょう。朝食を食べないのとは雲泥の差、脳の働きはまったく違ってきます。

さらに、朝食をとれば便秘の予防にもなります。

便秘は美容上だけなく、じつは脳の働きにも悪い影響を与えるのです。便秘をすると、体内で過酸化脂質がつくられ、これが脳をはじめ体の機能を弱らせるからです。食物が体内に入ると、腸の蠕動《ぜんどう》運動が促進されて便意を促しますが、この仕組みは朝食後に最も強く作用します。

脳のためにも美容のためにも、朝食は欠かせないというわけです。

賢く酵素を摂るなら発酵食品と大根おろし

コーカサス地方のヨーグルトやドイツ名産のキャベツの漬物「ザワークラウト」、韓国の味として人気の「キムチ」などは、世界的に有名な発酵食品です。

しかし、日本だって負けていません。

味噌、日本酒、みりん、ぬか漬け、塩麹、醤油麹、甘酒……。じつは日本こそ世界に誇る発酵王国なのです。ほかにも納豆、塩辛、酢、鰹節、焼酎などなど数えきれないほど多彩なラインナップです。

この発酵食品には、私たちの傷ついたDNAを修復して免疫力を上げるという大事な働きがあります。

人間は毎日大量の酵素を必要としていますが、残念なことに体内の酵素は年齢とともに減っていき、どうしても酵素不足になってしまいます。

しかも、たまに発酵食品のまとめ食いをしても、あまり意味はありません。酵素をしっかりチャージするには、毎日少しずつでも発酵食品や酵素の多い食品を摂ることが大切です。

酵素は、発酵食品のほか生野菜や果物、植物の新芽などに多いのですが、弱点は熱に弱いこと。高温で長く煮たりすると、すぐに壊れてしまいます。

そこで、「あれこれ面倒なことは苦手」という人におすすめしたいのが大根おろしです。

魚の塩焼きや揚げ出し豆腐などにつきものの大根おろしには、タンパク質分解酵素のプロテアーゼや糖質分解酵素のアミラーゼ、脂質分解酵素であるリパーゼまで含まれているのですから、これだけでも酵素チャージはＯＫ。

大根おろしは、天然の消化酵素剤でもあるので、胃の弱い人にもおすすめです。ただし、酵素は酸化に弱いため、おろしたての新鮮なものを食べる必要があります。

酵素たっぷり、デトックス効果満点の果物はコレ

体内の老廃物を排出する「解毒」や「毒出し」を意味するデトックスは、いまや広く知られるようになり、すっかりおなじみです。成語的な言葉でいえば「人口に膾炙《かいしゃ》する」となります。

岩盤浴、半身浴、断食など、デトックスにもさまざまな方法がありますが、なかでも簡単にできてしまうのが酵素を使った解毒法です。しかも、わざわざ「酵素入り」と謳った商品を買わなくても、酵素たっぷりの食品を使えば、すぐにできるのです。なかでもおすすめなのが新鮮な果物です。

果物には酵素のほかにビタミンやミネラル、食物繊維など体にうれしい成分がたっぷり含まれていますから、健康効果も文句なしです。

そんな果物のなかでも、とくにデトックス効果が高いものをいくつか紹介していきましょう。

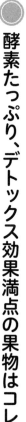

●りんご

肝臓や腎臓の機能を高め、強力な消化酵素で胃腸などの消化器官を活発にする働きがあります。

とくにりんごに含まれる中性ポリマーは毒素を排出し、体の中からきれいにしてくれます。さらに、血液中のコレステロール値も正常化してくれますから、生活習慣病やボケが心配なシニアにもぴったりです。

●アボカド

一価不飽和脂肪酸という優れた脂肪酸をはじめ、ミネラル分や酵素をたっぷり含んだ栄養の宝庫です。一価不飽和脂肪酸はコレステロール値を下げるのに役立ち、毒素の排出を促す抗酸化物質のビタミンEも豊富に含んでいます。

また、アボカドに含まれるカリウムにはむくみを防ぐ働きがあり、葉酸も倦怠感や疲れを予防してくれます。サラダにしてたっぷりとりたいところです。

●バナナ

腸の機能を正常化する働きがありますから、便秘には最適です。「美容ビタミン」と呼ばれるビタミンB類が多く、美容効果の高いポリフェノールも豊富です。

また、たくさん含まれているトリプトファンは、体内でリラックス効果の高いセロトニンというホルモンに変わります。不眠や抑うつ的な気分を解消するにも、バナナは役立つはずです。

●パイナップル

血液の循環を促すブロメラインという物質が多く含まれているうえ、タンパク質の消化を助ける効果も高いので、食事と一緒に食べるのがおすすめです。

このようにデトックスに効果的な果物はたくさんありますから、楽しみながらデトックス・デーをつくってみるのはいかがでしょうか。それがボケないためにも有効なのはいうまでもありません。

青魚は薬味たっぷりで刺身で食べる

秋刀魚や鯖などのいわゆる青魚の脂には、DHAが多く含まれています。DHAとはドコサヘキサエン酸の略で、脳や神経細胞の発育・維持にとても大切な物質だとわかっています。

脳内のDHA濃度が減ると、脳の発達が遅れたり、情報伝達のスピードが遅くなり、頭の回転が遅くなるといわれているのです。

DHAが脳の働きと関係があると最初に考えたのは、イギリスの脳栄養化学研究所教授のマイケル・クロフォード博士でした。驚くべきことにクロフォード博士は「日本の子供の知能指数が高いのは、魚をたくさん食べ、魚に含まれているDHAを大量に摂取しているためだ」と指摘したのです。

それを裏づけるように、お母さんたちのお乳に含まれているＤＨＡの量は、オーストラリア人が母乳１００㎖あたり10㎎、アメリカ人はわずか７㎎だったのに、日本人は20㎎だったという結果も出ています。こんなにＤＨＡが含まれている母乳を飲んでいれば、脳が発達して当然です。

ところが、日本では食の欧米化が進み、「青魚より肉がいい」という風潮が続いているのですから、脳のことを考えると、ちょっと残念です。もう少しＤＨＡを効果的に摂取したいところです。

それにはどんな方法があるのでしょうか。

青魚を刺身で食べてしまうのです。

ＤＨＡは加熱すると、そのほとんどが失われてしまいます。以前の日本人は大量の青魚を食べていたため、それでも十分にＤＨＡを補給することができていました。

青魚を加熱して食べていたのは、青魚が傷みやすいからでした。しかし、輸送技術の進歩によって、鮮度を損なわずに消費者の手元に届くようになりました。そこで、たまにしか青魚を食べる機会がないなら、DHAがたっぷり含まれている生の状態で食べてしまおうというわけです。

青魚特有の臭みが気になるなら、わさびやしょうがをたっぷり使いましょう。生臭さが消えるだけではなく、わさびとしょうがには血行をよくする働きがあります。つまり、こうした薬味と一緒に青魚を食べれば、より効果的にDHAを脳へ運ぶことができ、ボケとは無縁でいられるのです。

鮭は最強の抗酸化物質がたっぷり

「アスタキサンチン」という抗酸化物質が話題になっているのをご存じでしょうか。アスタキサンチンは自然界に広く存在する天然の赤い色素で、鮭や海老、カニなどに多く含まれるカロテノイドの一種です。

カロテノイドはトマトのリコピンなど活性酸素を消去することで知られていま

すが、そのなかでも抜きん出たパワーを持つのがアスタキサンチンです。アスタキサンチンの抗酸化力はビタミンEの約500倍と大変強く、今のところ史上最強の抗酸化カロテノイドといわれています。

そして、世界でナンバーワンのアスタキサンチンの持ち主は鮭。鮭の身の赤い天然色素に、すぐれた抗酸化作用があるのです。

アスタキサンチンはもともと海藻の色素ですが、海藻を食べたおきあみを鮭が食べるというプロセスを経て、鮭の身に赤い色素が蓄積されます。

鮭は海ではゆっくり回遊していますが、産卵のために川を上るときは食べ物もとらず、ひたすら流れに逆らって川を上っていきます。

川を上るとき、鮭は必死に泳いでいて、活性酸素も大量に発生しているのですが、強力な抗酸化作用を持つアスタキサンチンがそれを抑えているのです。

アスタキサンチンは強い抗酸化力を持つだけでなく、血液脳関門を通り抜けるという特殊な働きをすることもわかっています。血液脳関門というのは、脳に有害な物質が入り込まないように防ぐ関所のようなものですが、アスタキサンチンはこの厳しいチェックを通過できる数少ない物質なのです。

そのため、認知症の予防や脳の老化防止にも期待は高まるばかりです。

もちろん、サプリで摂取しなくても、意識して鮭の塩焼きやバター焼きをメニューに加えるだけでＯＫです。鮭をひと切れ食べるだけでいいのですから、面倒くさがりのあなたでも無理なくできるはずです。

やる気が出ないときはワイワイと焼き肉を食べてみる

とくに、高齢になり仕事もリタイアして家にいる日が多くなると、なんとなく気が滅入ることが多くなるかもしれません。

そんなときは脳内物質のセロトニンが不足していることが考えられます。セロトニンは、元気や明るさのもとになる脳内物質で、これが不足すると脳の活動が低下し、うつ傾向になりやすいのです。

うつは、人のあらゆる活動を低調にしてしまう心の病気です。このことからも、セロトニンという脳内物質がどんなに重要かがわかるでしょう。

脳の神経細胞は、ほかの細胞と電気信号を送信したり受信したりして結びつきを築き、その結びつきを次々と遠くへ広げていくことで、脳内に複雑なネットワークを作り上げていきます。

これはインターネットの構造とよく似ています。セロトニンは、脳全体に存在し、この細胞間のやりとりが迅速で正確に、そしてスムーズにおこなわれるようにしているのです。つまり、セロトニンが脳全体を活性化し、うまく機能するようにしてくれているわけです。

朝日を浴びるとセロトニンが分泌されることは第1章でもお話ししましたが、

その成分は体内の遺伝子によってつくられるものではなく、動物性タンパク質に多く含まれるトリプトファンが主な材料です。

ですから、セロトニンを多く作り出すためには、原材料である動物性タンパク質を大いに摂取したほうがいいといえます。

また、認知症を防ぐためには、高齢になってからも一日約60グラムの肉を食べる必要があるという報告もあります。もし、あなたが落ち込み気味なら、気の合った仲間を誘うか、または家族で、パーッと焼き肉を食べに行きましょう。もちろん焼き肉パーティも悪くありません。

みんなでワイワイと楽しく食事をすることも、おいしいと思うことも、笑うことも、すべて脳の活性化につながります。そのうえ、セロトニンの原料をたっぷり補給すれば、明日からは生まれ変わったように生き生きとすごせるでしょう。当然、それはボケの撃退法としても有効です。

ただし、勢い余って食べすぎたり飲みすぎたりしないように気をつけましょう。

適度なアルコールは〝悪〟ではない

今やアルコール、それも過度な飲酒は、脳にも肝臓にも悪いというのが通り相場となっています。

しかし、本当にそうなのでしょうか。

お酒は発酵食品であり、昔から「百薬の長」といわれてきました。

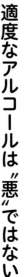

実際、アルコールには血流をよくし、食欲を増進させたり、精神的にもストレスを軽くしてくれる効用もあります。お酒を飲んでうきうきした感じになるのは、血流がさかんになり、脳が活性化している証拠です。

しかし、「良薬は過ぎたるは毒となり」ともいいます。酒が悪者扱いされるのは、アルコール自体の問題というよりも、飲み方の問題なのです。酒を飲んでトラブルを起こしたり、病気になったりする。これは個人の飲み方の問題なのですが、いちいち個人を責めてもキリがないから、元を断つ感覚でアルコールを悪者にしてしまえ、ということなのでしょうか。

要するに、アルコールはほどよい飲酒量であれば、問題ないのです。


しかし、むずかしいのは「ほどよい量」です。

個人によってまちまちで、それは肝臓のアルコール分解能力に依存しています。これには遺伝的要因も関係しているので、ひとくくりには考えられません。お酒に強い人と弱い人では当然、「ほどよい量」も変わってくるということです。

ちなみに厚生労働省が示している酒の適量は、一日にビールなら中びん1本、日本酒なら1合弱、ウイスキーならダブルで1杯、ワインならグラス1杯強です。しかし、「これでは少なすぎる」という考え方もあるようで、日本アルコール健康医学協会では、厚生労働省の適量の目安の2倍ほどを目安にしています。

量だけでなく、飲み方にも気を配りたいところです。ヤケ酒がよくないことはいうに及びませんが、ベストなのは、ゆっくり時間をかけて、何かをつまみながら飲むことです。

脳によい飲み方というのなら、おつまみにはマグネシウムを多く含む食品、たとえばナッツ類を食べるのがいいでしょう。

マグネシウムは「ストレス撃退ミネラル」として知られているとおり、イライラを鎮める効用があります。

このマグネシウムと同時にほしいのがカルシウムで、小魚、ひじき、チーズなどに多く含まれています。

カルシウムは炭水化物とともに摂取すると吸収率がアップするため、最後にご飯を軽く食べるのもいいでしょう。

さらにいうと、きのこ類には、タンパク質やビタミンB、ビタミンDなど、脳を活性化させる栄養素がたくさん含まれています。しかも、きのこ類のカロリーはほとんどゼロに近いので、カロリーをたくさんとりがちな酒の席にはもってこいなのです。

また、お酒のなかでも、赤ワインには活性酸素を抑えてくれるポリフェノールが多く含まれています。実際、赤ワインを飲むフランス人は、活性酸素のダメージをあまり受けていないといわれています。

脳のため、つまりボケないためには、赤ワインと小魚の入ったミックスナッツ、それにきのこ類でチビチビやるのがいいのかもしれません。

コーヒーの香りを嗅ぐだけでも血管が若返る

アルコールとは逆に、近年、〝評価〟が高まっているのがコーヒーです。少し前までは「カフェインが多くて体によくない」とか「一日3杯以上は体に悪影響を及ぼす」などといわれて、ヘルシーなイメージはありませんでしたが、最近は一変。体にいいものだというデータが次々と発表されて、一躍ヘルシーな飲み物として脚光を浴びました。

そのため、今まで肩身の狭い思いをしてきたコーヒー好きは、上機嫌でコーヒーを周囲にすすめ、アメリカではその消費量も増えているといいます。

公表されたデータのなかには、「コーヒーを飲むとがんにかかりにくい」とか「肝機能を高める」「脂肪燃焼効果がある」など、現代人にうれしい内容も多く、今や「コーヒーは体に悪い」というのは過去の話になったようです。

日本でも、東京大学と国立がん研究センターが「コーヒーを飲む習慣のある人は心臓病や脳卒中などによる死亡リスクが低下する」という調査結果を発表して話題を呼びましたが、さらに「コーヒーを一日3～4杯飲むと、心臓病死の危険性が4割減る」という報告もあって、評価が一気に高まりました。

また、コーヒーには優れた「血液サラサラ効果」があることもわかり、脳血管疾患や心筋梗塞を心配するシニアには朗報となりました。しかも、香りを嗅ぐだけでも血管の若返りに役立つというのですから、驚きです。

香りは、鼻から脳に入るとリラックス回路を活性化しますが、コーヒーの香り成分に多く含まれるピラジン酸には血小板が固まるのを抑制する作用があるため、脳梗塞や心筋梗塞の発症リスクが抑えられるというわけです。

目覚めのコーヒー、食後のコーヒー、音楽を聴いたりテレビを見てすごす時間などの一杯のコーヒーで、しなやかで丈夫な血管が守られ、さまざまな病気が防げるのなら、こんなに楽で、ありがたい健康法はありません。

ぜひ、ゆっくりとコーヒーの味と香りを楽しんでみてください。

緑茶を飲むと脳はいつまでも老いない

ここで、活性酸素についてもふれておきましょう。

活性酸素は体の細胞や組織をサビさせて、老化、免疫低下、機能低下を招きます。もちろん、美容の大敵でもあります。

健康に気を使う人が増え、また、健康に関する情報も伝わりやすい今日、活性酸素＝悪玉説はいまや多くの人の知るところになったと思いますが、じつはこの活性酸素、もともとは「いいやつ」なのをご存じでしょうか。

体に細菌や異物などが侵入してきたときは、これらと勇敢に戦い、撃退し排除してくれる正義の味方でした。

ところが、環境が汚染され、オゾンホールから紫外線が大量に降り注いだり、添加物の摂取などで、活性酸素が大量増員されるようになりました。おまけにストレスの多い生活を続ける現代人は、過剰に活性酸素を作り出すようになったのです。

そしてとうとう、増えすぎた活性酸素は健康な細胞まで攻撃してダメージを与えるようになってしまいました。とくに、悪玉コレステロールと結びついて起こす動脈硬化は、心臓病や重大な病気の原因になります。

脳も当然のように、この活性酸素の脅威にさらされています。この悪者をやっつけて、細胞や組織、脳を守ってくれるのが、お茶に含まれる「茶カテキン」です。

お茶にも、日本茶、中国茶、紅茶などいろいろな種類がありますが、もともと同じツバキ科の常緑樹の葉や芽が原料です。もとの成分にそれほど差はないのですが、つくる過程の乾燥や発酵のやり方で、その成分や風味が変わってきます。

茶カテキンとは、お茶に含まれるタンニンの一種で、お茶の渋みのもとになるものです。渋みという言葉から思い起こすのは、やはりなんといっても、あの独特な渋みを持つ緑茶でしょう。

緑茶は蒸してから乾燥させるだけで、発酵の過程がありません。そのため、緑茶には発酵によるビタミンCの酸化もなく、タンニンも多く残っています。お茶のなかでも、緑茶がいちばん多くの茶カテキンを持っているのです。実際、乾燥した緑茶には約12～15％の茶カテキンが含まれているといわれています。

脳をいつも元気で若々しく保つためには、毎食後、またひと息つくときなどにも、どんどん緑茶を飲むようにしてはいかがでしょうか。

息抜きにはチョコレートがおすすめ

脳は意外に大食漢で、その栄養源はグリコーゲン、つまり糖分であることは前にもお話ししました（41、62ページなど）。そのことを知っていれば、極度の集中と思考で脳を酷使する将棋の対局で、棋士がケーキやお饅頭といった甘いものをパクパク食べている理由も理解できるでしょう。

では、私たちが息抜きタイムに食べる、脳に効くおやつは何がいいのでしょうか。

甘いものにもいろいろありますが、そのなかでもおすすめはチョコレートです。

なぜかというと……。

チョコレートには、糖分のほかに脂肪も含まれています。脂肪というと、ダイエットの大敵と敬遠されがちですが、この脂肪が疲れた脳にはいい仕事をしてくれるのです。

脂肪は、消化吸収に時間がかかるように働きます。そのため、チョコレートの糖分による血糖値はゆっくりと上がり、長い時間保たれます。

血糖値のゆっくりした上昇は体にもいいことはいうまでもありませんし、長時間の血糖値の維持は、それだけ長い間、脳を活性化させてくれるということを意味します。

ほかにもチョコレートには、脳をリラックスさせる成分が含まれているので、一石二鳥のおやつだといえます。

もうひとつのおすすめはガムです。

ガムを噛むと、あごの筋肉が収縮し、それに伴って体全体の血流が活発になります。当然、脳へもさかんに新鮮な血液が送られ、活性化するのです。

この噛むという行為こそが人類の脳を急速に進化させた要因だという説があるほどです。

もともと人間の体は、リズムのある運動で成り立っています。脈拍も呼吸もそうです。歩いたり、走ったりするのもリズムを伴った運動です。噛むという行為も、一定のリズムを伴った運動です。

このような本能的な運動は、脳の本能的な深いところに作用すると考えられます。実際、リズム運動をおこなうと、セロトニンという脳を活性化する脳内物質が多く分泌されることがわかっています。

また、よく噛むことで、パロチンという脳の老化を防ぐ物質も分泌されます。つまり、よく噛むと脳は活性化され、おまけに老化もスローペースという一挙両得の効果が得られるのです。

ガムだけでなく、食事もよく噛むようにすれば、脳はボケることなく、生き生きと若さを保ってくれるでしょう。

タバコは脳細胞の寿命を短くする

今となっては信じられないことですが、タバコは長い間、無害な嗜好品と考えられてきました。喫煙が健康に悪いということがわかってきたのは1940年代に入ってからです。

ただし、わかっていてもやめられないのがタバコの魔力です。喫煙者の60%以上が一度ならず禁煙にトライしたものの、成功したのは10人に1人だけとされています。

それでも、日本たばこ産業によると、1966年には83・7%あった男性の喫煙率が現在ではその3分の1ほどに減少しているそうです。

喫煙の害としては慢性気管支炎、心臓疾患、肺気腫、早産、脳卒中などが知られています。

しかし、脳細胞を通常よりも速いペースで死滅させていることに注目する人はあまりいないようです。

タバコというと、まずニコチンの害が思い浮かびます。ニコチンには血管を収縮させる働きがあるので、脳内を含め全身の血液の循環が悪くなります。

血液循環が悪くなると、脳が酸素不足と栄養不足に陥ります。これが脳細胞の寿命を短くするのです。

しかも、喫煙すると血液内に溶け込む酸素の量が極端に少なくなります。つまり、身体中に十分な酸素を送れなくなってしまうということです。

ヘビースモーカーのなかには、ふだんから動悸や息切れ、めまいなどの症状を訴える人が多いようですが、これは身体が慢性的な酸素不足になっている証拠です。

ただでさえニコチンの作用で血液循環が悪くなっているというのに、血液に溶け込んでいる酸素の量も少なかったら完全な酸欠になり、脳細胞の寿命はさらに短くなってしまいます。

タバコを口にすると安心するという人は少なくありません。実際、気持ちを落ち着かせるためにタバコを吸うというケースはよくあるようです。何かを口にしていると、イライラや欲求不満がなくなるのでしょう。

とくに高齢者は喫煙習慣だけはリタイア後も現役時代のままで、朝起きたら、「とりあえず一服」という人も少なくないようです。

こういう人は、健康診断で異常を指摘でもされない限り続けるのでしょう。しかし、その間にも脳細胞が減り続けていることを忘れてはいけません。

禁煙できない人は心の底から「うまいなあ」と吸う

数字はやや古くなりますが、製薬会社のファイザーが２００８年に成人男女９４００人を対象におこなった「日本全国のニコチン依存度チェック」によると、禁煙に挑戦した人（１９５８人）のうち、成功したのは27・８％。７割以上の人が失敗したそうです。

おそらくこのなかには、何度も失敗を繰り返してきた人も少なからずいるものと思われます。

そのなかで、とくに禁煙、禁煙とプレッシャーを感じている人には、次のひと言を捧げたいと思います。

「とりあえずこの際、禁煙は諦めてはいかがですか」

「冗談じゃない！」という方は、この項目のこれ以降を読み飛ばしてください。

私のひと言に興味を覚えた方には、続いて次のように言わせてもらいます。

「『タバコはやめません』と腹をくってしまうのも、ひとつの考え方ではないでしょうか」

以下にその理由をお話ししたいと思います。

はっきり言ってしまえば、いい年齢になるまでタバコを吸ってきたのですから、今さらやめたところで手遅れの感が否めないからです。

本人もそう感じているのなら、いっそのこと、タバコをおいしく楽しんでしまえばいいのです。

その際は、心の底から「うまい」と思って吸うことです。

「やめなければ」「やめなければ」と罪悪感を持ちながら吸うのと、「うまいなあ」と楽しんで吸うのでは、心に与える影響がまるで違います。

「うまいなあ」と思えるように、タバコを吸うのはたとえば、食事が終わった後だけとか、散歩で５０００歩をクリアできたときとか、シチュエーションを絞る手もあります。

あるいは、タバコを最初から半分に切っておく。こうすれば、タバコを吸う頻度は減らせなくても、実際の喫煙量は大きく減らせます。

禁煙のストレスがきついという方は、やめようやめようと考えるのではなく、まずはハッピーな減煙ができればいいや、というくらいまでハードルを下げてみたらいかがでしょうか。私にはそれが完全禁煙への早道のように思えます。

第3章

食べ方・作り方を工夫して ストレスを減らす方法

高齢者の「面倒くさい」に対応する食べ方を考える

まずは総論的な話から。

べつに病気にかかったわけでもないのに、年齢を重ねるにつれて食が細っていくのが一般的です。身体の生命活動が徐々に弱まっていくのがその一因と考えられます。

当然、「食べる意欲」も減っていき、「朝は抜いてしまおう」「昼食と夕食は一緒でいいか」といったことも起こりがちです。そこには、料理をつくること、もっといえば食べることの面倒くささもあるのだと思います。

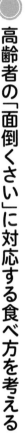

しかし、口から物が入らなければ当然、体に栄養が行き渡りません。そうなると、ボケてしまう可能性がどんどん早まります。

そうならないために、この章では、面倒くささが少しでも解消される料理法や料理の保存法、食べ合わせの工夫によって単品をそれぞれ食べるよりも〝ボケない効果〟が高まる方法などを考えていきます。

食べ方を工夫するだけでサプリ以上の健康効果

食欲が衰える60歳以降は、ビタミンやミネラルが不足しがちです。

だからといって、栄養補助食品やサプリメントに頼りきりというのは考えもの。毎日摂るものを決めていて、何種類もの錠剤を几帳面に飲んでいる人を見かけますが、そんなことに気を使っていたのでは、かえってストレスが溜まりそうです。

もちろん、効果の高いサプリメントもたくさんありますが、その前に食事のしかたや食品の組み合わせを工夫したほうが実用的で、しかも経済的です。

ほんのちょっとのアイデアで、食品の健康効果はぐんとアップしますから、まずは気軽に挑戦してみてください。

●緑黄色野菜＋油

にんじんやかぼちゃに含まれるβ－カロテンは、本来吸収が悪いものですが、油と組み合わせると吸収率が急上昇。油なしでは20～30％の吸収率なのに、炒めものなら60～70％にもアップしますから、緑黄色野菜＋油のコンビを習慣にしましょう。

●肉料理＋きのこ

ステーキや焼き肉など油の多い肉類の付け合わせに最適なのが、しいたけやしめじなどのきのこ類です。きのこに多く含まれる食物繊維が油の吸収を抑え、コレステロールの上昇も抑えます。こんにゃくやごぼうなど食物繊維の多い食品も肉料理と一緒にとるのがおすすめです。

●ほうれん草＋レモン

ほうれん草などの野菜や卵、乳製品などに含まれる非ヘム鉄は吸収率が非常に低いため、ビタミンCを加えるのがベスト。料理にレモン汁をかけたり、食事と一緒にオレンジジュースを飲むだけでも鉄分が効率よく摂れます。

●豚肉＋にんにく

にんにくに含まれるアリシンが豚肉のビタミンB1と結合し、その吸収をぐんと高めます。ビタミンB1は糖質をエネルギーに変えるのに必要なビタミンで、アリシンはにんにくのほか玉ねぎやになどに多く含まれます。

●乳製品＋ナッツ

チーズや牛乳などの乳製品や小松菜、モロヘイヤなどの野菜は、多くのカルシウムを含んでいますが、カルシウムの働きを活かすにはマグネシウムが必要。ごまやアーモンドなどのナッツ類を同時にとるのが健康効果を高めるコツです。

●鮪＋山いも

山いもに含まれるムチンという成分が、鮪のタンパク質やＤＨＡの吸収を高めます。

●鮭＋バター

第２章でもふれたように鮭に含まれるアスタキサンチンは、β－カロテン以上の抗酸化作用を持つといわれる有効成分です。ビタミンＥたっぷりのバターと食べれば、健康効果も倍増します。

このように、ふだん何げなく口にしている食品の食べ方や飲み方をちょっと変えるだけで、その健康効果は大きく変わります。メインの食材に何を加えるかは、ボケ防止のためにもつねに意識しておきたいところです。

ご飯は炊きたてをラップ&冷凍する

とくにひとり暮らしの高齢者にとっては、ご飯を炊くというのはけっこう面倒くさいことかもしれません。炊くこと自体は炊飯器で問題なくできるでしょうが、その量をどうするかは悩むところです。

1回の食事で1合も食べられないし、1日2回もご飯は食べたくない。炊飯器が古いせいか保温機能を使うと、ご飯がすぐにベタついてしまうし……。

そんな人におすすめしたいのが、1週間分くらいを一度に炊いてしまうことです。

3~4合分が炊き上がったら、保温機能は使わず、炊飯器のスイッチを切ってしまいましょう。そして、すぐに1食分ずつに分け、ラップに包んで、粗熱がとれたら冷凍庫へ入れます。

食べるときは、直前に1食分ずつ取り出して、電子レンジでチン。こうすると炊きたてに近い味を楽しめます。

炊飯器の保温機能は電気料金がかかるうえ、味もぐんと落ちてしまいます。

おいしいご飯が確保できれば、高齢者の食事対策は半分以上クリアできたといってもいいでしょう。

白いご飯に、塩鮭の切り身ひとつと漬物、そこに味噌汁でもつければ、栄養的にも十分です。上等の塩昆布のいただきものなどがあれば、冷凍ご飯をチンして、さっそくお茶漬けにしてサラサラといただきましょう。

若いときほど大量に食べられるわけではないので、米はちょっと奮発して、できるだけ上等のものを買ってみたいところです。ひとり暮らしだろうと、二人暮らしだろうと、量より質でいきましょう。

あまり質のよくないものを食べていると、それがストレスになり、ボケを呼び込んでしまう可能性もあります。

上等なものを少しずつ買ったほうが結果的に安くつく

ケチらずにいきたいのは、ほかの食材も同様です。

といっても、超高級品をおすすめしているわけではなく、トマトが2種類あったら高いほうを買うという程度の話です。

でも、この少しの差で鮮度はかなり違うし、おいしさも違うはずです。当然、満足度も違います。

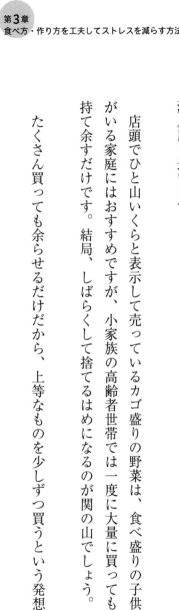

店頭でひと山いくらと表示して売っているカゴ盛りの野菜は、食べ盛りの子供がいる家庭にはおすすめですが、小家族の高齢者世帯では一度に大量に買っても持て余すだけです。結局、しばらくして捨てるはめになるのが関の山でしょう。

たくさん買っても余らせるだけだから、上等なものを少しずつ買うという発想でいきたいところです。そのほうが結果的に安くつくはずです。

素材がよいものなら、焼くだけ、簡単に煮るだけというようなシンプルな調理法で十分においしいでしょう。

つまり、手間をかけるというストレスがなくなるのです。これなら舌ばかりか脳も大歓迎のはずです。

リゾットやカレーも電子レンジで「チン」

一人分、二人分の料理をつくるのは面倒くさいものです。コストパフォーマンスもよくありません。結果的につくりすぎてしまい、昼も夜も同じおかずを食べるようになることも少なくないというのは、〝高齢の小家族あるある〟でしょう。

でも、電子レンジを活用すれば、少人数のごちそうが短時間で、驚くほど簡単にできるのです。「電子レンジ使用可」と明記してある食器ならば、最初から食卓に出せる食器で調理できます。当然、洗いものも減るので、後片付けもストレスになりません。

たとえば、きのことカニ、粉チーズ、ほかに牛乳などの常備食品があれば、ほんの10分ほどで本格的なクリームリゾットが楽しめる。ここでは一人分の作り方をくわしく紹介しましょう。

《レンチン「クリームリゾット」の作り方》

・エリンギ、生しいたけなどきのこ類を薄切りにする。
・カニは軟骨をとって身をほぐす。
・別に水1カップ、牛乳2分の1カップ、スープの素（顆粒）少々、ガーリックパウダー少々を混ぜ合わせておく。
・深皿に米3分の1カップをとがずに入れ、上にきのこ類、カニを載せ（このとき、飾り用にカニを少量取り分けておく）、混ぜておいたスープと牛乳を加えてひと回し。

・平らに整え、バター大さじ2分の1を載せ、ラップをふんわりかけて電子レンジへ。

・最初は「強」で6～7分。ふつふつとしてきたら、「弱」に切り替えて10分。

・粉チーズ大さじ1を加えてひと混ぜし、最後に飾り用のカニを散らし、粉チーズも少量ふって出来上がり。

タイ風カレーが好きな人なら、ココナッツミルク入りのスープカレーにチャレンジしてみましょう。

《レンチン「タイ風カレー」の作り方》

・小さなカップにチューブ入りのおろしにんにく、おろししょうがをそれぞれ1センチほど絞り出す。

・それにカレー粉、ケチャップ各大さじ1、スープの素（顆粒）小さじ2、ココナッツミルク1カップ、水2分の1カップを合わせておく。
・耐熱ボウルにパプリカ半分、エリンギ1本、長ねぎ半分を適当に切って入れる。
・塩、こしょうして小麦粉をまぶした鶏の手羽元（チキンウイング）2～3本を並べ入れ、上から合わせておいた調味料を回しかける。
・この状態でラップをふんわりとかけて電子レンジへ。約10分チンして完成。ご飯にかけていただく。

じっくり時間をかけて作り上げるイメージがある焼き豚ですが、電子レンジを活用すれば、とても短時間で出来上がります。

《レンチン「焼き豚」の作り方》

・豚のかたまり肉に醤油、砂糖、酒、おろしにんにくなどを合わせたタレをもみ込む。

・ラップをかけずにレンジで9分チンする。
・レンジから出し、冷めるのを待って、ボウルにこびりついているタレもこそげ落としたら、肉から出た汁でのばし、その中で豚肉を転がし、まんべんなく味をなじませる。
・肉を適当な大きさに切り、器に盛りつけてタレをかければ出来上がり。

こうしてみると、要はあらかじめ調味料を合わせておき、材料を切りそろえた上に回しかけてチンすればOKという調理パターンであることがわかります。こちらもストレス知らずの調理法です。

出来合いのお惣菜を賢く利用してボケを防ぐ

「スーパーで煮物や和え物などのお惣菜を見ると、つい買いたくなるんだけど、いかにも手抜きしているみたいで後ろめたくて……。結局、材料を買って料理するのよね」

「わかる、わかる。夫婦二人だけだから、たくさんつくっても余るし、お惣菜を買うほうが経済的なんだけど、なんとなく抵抗があるのよね」

年配の女性の間では、こんな会話が交わされることがよくありますが、そこには慎み深く勤勉な日本女性のメンタリティがよく表れています。

手作りの料理は温かい家庭の基本。

出来合いの惣菜を食卓に並べるのは主婦として恥ずかしい。

こうした考えを持つのは、昔から受け継がれてきた「良妻賢母」のイメージを今も持ち続けているためかもしれませんが、高齢者と呼ばれる年代になったら、そろそろそんな建前を返上してもいいのではないでしょうか。

夫婦二人だけ、あるいは自分ひとりの生活で、毎日、料理にそれほど多くの時間と手間をかけるのは、少しもったいないような気がします。

とくにつくることでストレスを感じる人は、手作りの料理にこだわる必要はないと思います。本書でも何度となくお話ししているようにストレスはボケを呼び込みかねないからです。

もちろん、無類の料理好きで、一日中台所に立っていても平気という人は別です。そういう人にとって、料理は趣味の領域に入りますから、思う存分楽しんでください。こういう人はむしろ、料理で自分の腕が振るえないとストレスを感じてしまうのでしょうね。


でも、毎食の料理をするのに疲れ、負担に感じるようなら、よけいな責任感は忘れて、気軽にお惣菜をわが家のメニューに取り入れてしまいましょう。

ただし、スーパーで買ったままの発泡スチロールのお皿を食卓に並べるのでは、いかにも「手抜き」に見えて、ちょっと侘《わび》しい印象になってしまいます。

そこで、せめて小皿に体裁よく盛りつけるなどして、おいしそうな演出をしたいもの。ほんのちょっと手をかけるだけで、スーパーのお惣菜もワンランク上の料理に変身します。

私の知り合いの女性は、「最近は商店街のお惣菜をよく利用するの。手間がかからなくてとっても便利よ」と話していましたが、ユニークなのはそのコーディネート術です。

彼女はベランダのミニガーデンを利用して季節の草花やハーブを育て、それをお料理に添えているのです。そうすると、出来合いのお惣菜が上品な懐石料理風に大変身。これは真似てみる価値がありそうですね。

草花だけでなく、季節感のある器や箸置きなど、食卓を飾る演出法は、アイデア次第でたくさんあります。

スーパーのお惣菜もひと工夫すれば、たちまち気の利いた一品になるのです。上手に利用してストレスのかからない毎日を送りたいものです。

作り置きおかずがあなたのストレスを減らす

「作り置きおかず」のレシピ集が相変わらず人気を集めているようです。
もともとは、ダイエットのために考案されたレシピ集でしたが、働く主婦の間で便利さが評判になり、今では自宅の冷凍庫にたくさんの作り置きおかずを用意している人もいるということです。

この作り置きおかずは、体力の衰えた高齢者にとっても大いに家事軽減の役に立ちます。

もちろん、料理が大好きな人にとってはよけいなお世話かもしれませんが、毎日の献立を考えたり、長時間台所に立つのが辛くてストレスになるという人にとって、作り置きおかずが便利なツールになることは間違いないでしょう。

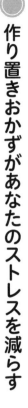

じつは、昔はたいていの家庭に「常備菜」というものがあって、つくだ煮や漬物、ひじきや切干大根の煮物など、食卓には日持ちのするおかずが用意されていました。

その状況が変わったのは、大型の冷蔵庫や冷凍庫が普及して、食品の保存状況が飛躍的によくなったためでしょう。今ではふだんのおかずと変わりない、おいしい作り置きおかずが定番になっています。

この傾向に拍車をかけたのがここ数年のコロナ禍です。新型コロナウイルスの蔓延で外食を控える人が増えたことも、作り置きおかずの需要アップの一因になっているでしょう。

作り置きおかずというと、それだけで完全な一品になるものと思いがちですが、素材をゆでたり揚げたりしただけの半調理品も使い勝手がいいので、大いに利用してください。

また、非常に重宝するのが、炊き込みご飯や牛丼などのご飯ものです。これにお吸い物をつけただけで立派な一品料理になるのですから、ご飯メニューは常備しておくと助かります。

とくに保存したチキンライスに出来たてのオムレツを載せたオムライスは、大人にも子供にも喜ばれるおいしさでしょう。

こうした作り置きおかずを賢く利用して、〝つくるストレス〟を減らしていきましょう。

合わせダレや変わり調味料で食卓に彩りを

ひとり暮らしか二人暮らしの高齢者の食卓は、好みのものや簡単につくれるものが中心になるので、「そういえば、同じようなものを毎日食べているなあ」となりがちです。

そんな食卓に簡単に変化をつけてくれるのが、ひと味違う調味料です。たとえば、中華の甘辛味噌の甜麺醤《てんめんじゃん》、ちょっと辛めの豆板醤、さらにタイ料理でよく使うピリッと辛みの利いたプリックナンプラーなど。

和風なら、田楽味噌や酢味噌、からし味噌などもあります。どれも小さなレトルトパックで、200円程度で市販されています。

サラダ用のドレッシング売り場をのぞくと、梅酢入り、ゴルゴンゾーラチーズ入り、ヨーグルト風味など、趣向を凝らしたドレッシングも手に入ります。


こうした調味料を生野菜にかけるだけで、かなりのバリエーションが楽しめます。豆腐やスティック野菜に甜麺醤、豆板醤、酢味噌、からし味噌などをつけるだけでも、けっこうイケるものです。

ベトナム料理でおなじみのライスペーパーに、あり合わせの野菜の細切り、肉、刺身用のイカ、海老などを包んでエスニックソースで食べれば、残りもの利用でも異国情緒豊かなごちそうの食卓に早変わりします。


時にはデパートの食品売り場をすみずみまで歩いたり、高級食材スーパーに行ってみると、まだまだいろいろな使い道がありそうな合わせ調味料が見つかるはずです。

ほんの小さなひと瓶があなたの生活に彩りを添え、変化をもたらすのです。そうした生活があなたからボケを遠ざけてくれるでしょう。

残りものを「松花堂弁当」に仕立てる方法

病院勤めをしていた頃の話です。スタッフのひとりに、漆塗《うるし》りの立派なお弁当箱を持ってくる人がいました。30センチほどの縁高の箱型の入れもので、かぶせ蓋付き。中は十字に区切られています。

この弁当は一般に「松花堂《しょうかどう》弁当」というのだそうで、そういえば有名料理店のお昼のメニューなどでも、この名をよく見かけます。

「すごいごちそうだね。デパ地下かどこかで買ってくるの？」

と尋ねると、彼女から意外な答えが返ってきました。

「そうで～す、と言いたいところですけど、じつはこれ、基本は残りものなんです」

彼女はひとり暮らしで、どうしても夜ご飯に食べ残しが出てしまうとか。最初のうちは、それをそのままふつうの弁当箱に詰めて翌日のお昼に食べていたのですが、いかにも「残りもの然」として少々侘しかったのだそうです。

あるとき、何気なく近くの骨董屋をのぞいてみたところ、時代色を帯びた松花堂弁当箱が格安で売りに出ていたのですぐに買い、今では残りものをそれに入れるようになったというわけです。

松花堂弁当箱のルーツは江戸時代の初期、京都郊外の石《いわ》清《し》水《みず》八幡宮の僧だった松花堂昭乗が使っていた物入れだそうです。

昭乗は近在の農家で使っていた「田」の字型に区切った物入れに目を留め、これを絵具入れや茶会のたばこ盆などに応用したのです。

それから時代は下り、昭和の初め頃、京都の名料亭「吉兆」の創始者が石清水八幡宮を訪れたとき、昭乗遺愛の「四つ切り箱」を見て、心をとらえられます。「これを料理に使えないものだろうか」とあれこれ思案し、四つ切りのブロックの中に器や小皿を入れたり、白木の板を敷いたりして、それぞれに煮物や揚げ物、ご飯などを入れれば見た目が引き立つうえに、味が混ざり合うことなく、懐石料理を出先でもおいしく食べられると考えついたのです。

これを松花堂弁当として、昼のサービスメニューに登場させました。さらに仕出し弁当として提供すると、たちまち人気が沸騰し、今では全国に広がっています。

彼女はこの松花堂弁当をイメージして、前の晩の残りものを各ブロックに入れ、ご飯も型で抜いています。それも、いちょう型、ひょうたん型、花の型、ひと口大の俵型などいろいろあり、抜き型は専門店向けの料理用具店などにあるとか。こうして型で抜いたご飯に、ごまや青みをあしらえば本格的です。

高齢者が家で残りものを食べるときにも、こんなひと工夫があったら、なんだか楽しくなりそうですね。

残りものを利用するなら、どこかにひと手間かける工夫を加えて、残りものという印象をなくしてしまう——。

こうした工夫は、残りものを利用するときの大切な心遣いも教えてくれています。と同時に食事の時間をうきうきとした楽しいものにしてくれます。いうまでもなく、楽しい時間はボケを遠ざけてくれます。

いかがでしたか。私、保坂隆担当の第1部はこれにて終了です。

料理にちょっとした工夫を凝らし、おいしい食事、楽しい食事をすることが、ボケ防止・ボケ退治につながることをご理解いただけたかと思います。

読者のみなさまの毎日がボケとは無縁であることを祈念しております。ご愛読ありがとうございました。

第2部

脳科学者として「ボケない食事」について考えてみた

第4章

食事でボケないために まず知っておきたいこと

食習慣と認知症には明らかに相関関係がある

食生活（の質と量）と認知症（その前段階としての、広い意味でのボケ）には明らかに相関関係があると私は考えています。

米国オレゴン州ポートランドのオレゴン健康科学大学とライナス・ポーリング研究所の科学者らによっておこなわれた研究では次のような結果が報告されています。

「ファストフードや揚げ物など、いわゆるジャンクフードに多く含まれているトランス脂肪酸が多い人は、認知力テストの結果が悪く、認知症になりやすい」

トランス脂肪酸は、悪玉コレステロール（ＬＤＬコレステロール）を増やし、善玉コレステロール（ＨＤＬコレステロール）を減らすため、動脈硬化を進行させ心臓病や脳卒中の発症リスクが増大すると厚生労働省からも発表されています。

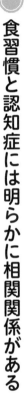

ではトランス脂肪酸は、どんな食べ物に多く含まれているのでしょうか。

トランス脂肪酸は、ファストフードに代表されるフライドポテト、フライドチキンなどの揚げ物や、パイ生地、クッキー、クラッカー、マーガリン、ショートニング（主として植物油を原料とした、常温で半固形状・クリーム状の食用油脂）に多く含まれており、これらの摂取は認知症の発症リスクを高めます。

ご参考までに、日本の食品に含まれる総脂肪酸中のトランス脂肪酸の平均割合（5％以下が理想）を以下に示しておきます。

・マーガリン　13・5％
・バター　4・1％
・チーズ　5・7％
・牛乳　4・5％
・食パン　9・3％
・ドーナツ　0・8〜23・9％

・フライドポテト　０・８〜19・５％
・レトルトカレー　６・２％
・牛肉バラ　４・９％
・牛肉ヒレ　２・７％
（日本食品油脂検査協会調べ）

マーガリンの代わりにバターを使う、ドーナツやフライドポテトなどを食べるときは量を少なめにするなどの対策をしたほうがいいでしょう。

認知症発症リスクを抑える食事とは

前項でトランス脂肪酸を多く含むものの摂取は要注意とおわかりいただけたと思いますが、それでは逆に、ボケてしまうリスクを抑える食事にはどのようなものがあるのでしょうか。

ご愛読ありがとうございます。
今後の参考にさせていただきますので、ぜひご意見をお聞かせください。

本書の
タイトル

年齢：　　歳 | 性別：男・女 | ご職業： | 月頃購入

● 何でこの本のことを知りましたか？
① 書店　② コンビニ　③ WEB　④ 新聞広告　⑤ その他
（具体的には →　　　　　　　　　　　　　　　　　）

● どこでこの本を購入しましたか？
① 書店　② ネット　③ コンビニ　④ その他
（具体的なお店 →　　　　　　　　　　　　　　　　）

● 感想をお聞かせください

① 価格	高い・ふつう・安い
② 著者	悪い・ふつう・良い
③ レイアウト	悪い・ふつう・良い
④ タイトル	悪い・ふつう・良い
⑤ カバー	悪い・ふつう・良い
⑥ 総評	悪い・ふつう・良い

● 購入の決め手は何ですか？

● 実際に読んでみていかがでしたか？（良いところ、不満な点）

● その他（解決したい悩み、出版してほしいテーマ、ご意見など）

● ご意見、ご感想を弊社ホームページなどで紹介しても良いですか？
① 名前を出して良い　② イニシャルなら良い　③ 出さないでほしい

ご協力ありがとうございました。

郵便はがき

恐れ入りますが
切手を貼って
お出しください

112-0005

東京都文京区水道 2-11-5

明日香出版社

プレゼント係行

感想を送っていただいた方の中から
毎月抽選で 10 名様に図書カード(1000 円分)をプレゼント!

お名前《ふりがな》		
ご住所	郵便番号 ( )	電話 ( )
	都道府県	
メールアドレス		

* ご記入いただいた個人情報は厳重に管理し、弊社からのご案内や商品の発送以外の目的で使うことはありません。
* 弊社 WEB サイトからもご意見、ご感想の書き込みが可能です。

明日香出版社ホームページ https://www.asuka-g.co.jp

日本疫学会2012において、九州大学の小澤未央氏は、認知症リスクを左右する食事傾向についての調査研究の成果を発表されました。

その内容は、久山町研究（九州大学大学院医学研究院が福岡県久山町の地域住民を対象に、50年以上にわたっておこなっている生活習慣病の疫学調査）の1988年健診に参加した60歳以上の1006人を17年間追跡したもので、結果は次のとおりです。

1回の食事において「大豆製品と豆腐」「緑黄色野菜」「淡色野菜」「藻類」「牛乳・乳製品」の摂取量が多く、「米」の摂取量が少ない食事パターンは、認知症発症のリスクを有意に低下させることが示されました。

この研究結果から、1回の食事において米の摂取量を減らした分、大豆、野菜、および乳製品でつくられた食品を多く摂取する食事、つまり野菜類の摂取を心がけた食生活は、認知症の発症を予防する可能性があると考えられます。

わかりやすくいえば、「低糖質で高タンパク質の食事は認知症の発症リスクを抑える」ということです。

私たちが、ふだん食べている白米はまさに糖質そのものです。糖質は脳にとって必要なものであるし、白米はおいしいものです。しかし食べすぎはよくありません。

白米中心の食生活が認知症発症リスクを高めているとすれば、食習慣を変えることで、認知症発症リスクを抑えられるのかもしれないのです。

低糖質と高タンパク質の食事を心がけること。とくにメタボ気味の方は、肝に銘じてみてはいかがでしょうか。

食生活の改善はじめの一歩

以上2項目からボケることと食生活の間には密接な相関関係があることはご理解いただけたかと思います。

とすると、次は自身の食生活を振り返り、改めるべきところは改めることが大切になります。

かといって、これまでの食生活をバッサリ切り捨てる必要はありません。少しずつ改善していけばいいのです。どんな〝改革〟にもいえることですが、あまりに急速に物事を進めると、必ずといっていいほど反動があります。

食生活に関してそれを当てはめると、あれもダメ、これもダメとNGを連発すると、それが脳にストレスを与えて、逆にボケを早めてしまうことも考えられます。

では〝はじめの一歩〟はどう始めたらいいのでしょうか。

以下を心がけてみてはいかがでしょうか。

(1)国内で販売されているマーガリンは食べない(お菓子や加工品についても表示をよく見て購入する)

(2)外食でファストフードや油物はできるだけ避ける

（3）マヨネーズは多くとりすぎない
（4）一度使った天ぷら油は使わない
（5）脂肪の総摂取量を少なくする
（6）健康エコナ油も健康的ではない
（7）オメガ3とオメガ6の不飽和脂肪酸が多く含まれる食品を摂る
（8）野菜、大豆、穀物を中心とした和食を基本にする

ボケ防止というと、どうしても「脳を鍛える」といった方向に行きがちですが、それだけではなく、同時に体によくないとされることを「しない」のも大切です。食事に関していえば「食べない」「量を少なくする」ということです。

たとえば、鶏の唐揚げといった油を多く使って調理したものをほどほどにするだけでも、ずいぶんと違うはずです。

〝食べ物の常識〟は年齢で変わってくるのか

年を取ると脂っこい肉よりも魚や野菜中心のあっさりしたものを好む傾向になってきますが、意外なことに、「長生きしている高齢者は肉を多めに食べている」という報告があります。高齢者の方は健康寿命を延ばすためにしっかりタンパク質を摂る必要があるということのようです。

牛肉、豚肉、鶏肉などの肉には、人の体の中で作り出すことができない9つのアミノ酸（必須アミノ酸）を含め、人が健康に生きるために必要な20種類のアミノ酸からなるタンパク質（動物性タンパク質）が豊富に含まれています。

よく、大豆などの植物性タンパク質のほうが健康によいといわれますが、必須アミノ酸のバランスから考えると動物性タンパク質のほうが優れているといえます。

動物性タンパク質は、筋肉や血液をつくるだけでなく、骨の形成促進、ホルモンのバランスを整える効果、脳血管疾患の予防、感染症に対する免疫力を高める作用があります。日本が長寿国になったのは、動物性タンパク質の摂取量が増えたことに起因するともいわれています。

70歳以上の高齢者になると血液中のアルブミン量が低下（低アルブミン血症）している人の割合が急増します。アルブミンは肝臓で産生され、血液中のタンパク質の約6割を占めています。血清アルブミン値は、栄養状態の評価において低栄養に陥っていないかどうかの指標となるものです。

したがって、高齢者の低アルブミン血症は低栄養状態で、もっと栄養を摂る（もっと肉を食べる？）必要があるということを示しています。

脳卒中の発症と肉の摂取との関連を示したイギリスの調査があります。肉を普通に摂取するグループ、魚は食べるが肉は食べないグループ、完全菜食主義者のグループの3グループ間において、菜食主義者グループで有意に脳出血が多いという結果が報告されています。この結果は、正常な血管の柔軟性を維持するためには適度な動物性タンパク質の摂取が必要であることを示唆しています。

しかし、焼いた肉、たとえば牛肉ステーキには終末糖化産物（タンパク質と糖を同時に加熱したときにできる物質。強い毒性があり、老化を促進する元凶）が多く含まれており、一概に「肉の摂取は脳にいい」とは断言できません。

昨今の「ステーキを好きなだけ食べてＯＫ」という考え方には、終末糖化物質のことは考慮されているのでしょうか。

老化を促進する終末糖化産物

前述のように終末糖化産物（Advanced Glycation Endproducts＝ＡＧＥ）は、タンパク質と糖を同時に加熱したときに発生する物質で、老化を促進する元凶といわれています。

終末糖化物質が多く含まれる食べ物は、具体的にどんなものがあるのでしょうか。

たとえば、ホットケーキです。ホットケーキの土台は、卵と牛乳（タンパク質）を混ぜ合わせた液に小麦粉（糖質）を入れ、それをバターなどの脂を溶かしたフライパンで焼いてつくります。

そのときできるカリッとしたきつね色の焦げ目がなんともいえぬおいしさですが、じつはこのきつね色の焦げ目こそが終末糖化産物です。トーストの焦げ目も同じく終末糖化産物です。

トンカツ、チキンカツ、唐揚げ、ステーキ、焼き鳥もそうですが、要するにお肉を焼いたり、油で揚げたりしてできたおいしそうな焦げ目は終末糖化産物だと考えていいです。その他、鮭や鮪の焼き物、揚げ物、ハンバーガー、フライドポテト、フランクフルトなどにも終末糖化産物が含まれています。

同じ食材でも料理の仕方で終末糖化産物を減らすことができます。

たとえば、魚を食べる場合、「刺身、煮魚、焼き魚」といった調理方法がありますが、「焼き魚よりも煮魚」、「煮魚よりも刺身」のほうが終末糖化産物を低く抑えることができます。調理方法で、生↓蒸す（茹でる）↓煮る↓炒める↓焼く↓揚げる、の順で終末糖化産物が増加していきます。要するに「コゲ」ができない料理法が体にいいということです。

しかし、そもそも終末糖化産物を食べて、そのまま腸で吸収されて本当に悪さをするのでしょうか。

食べたものは大部分消化、分解されてそのままの形では吸収されません。たとえば、アルツハイマー病の原因物質とされるアミロイドβをいくら食べても毒となって脳に溜まることはありません。

終末糖化産物をいくら食べても大丈夫と推奨するつもりはありませんが、極端に神経質になる必要はないのではないでしょうか。

とはいっても、高齢者の方は「コゲ」がついた肉や魚は避けるようにしたほうが体にいいかもしれません。

終末糖化物質で注意すべきは、食べ物からの摂取よりもむしろ、体内でつくられるものです。

ご飯、麺、パンなどの炭水化物は分解されてエネルギー源であるブドウ糖になります。体内でエネルギーとして消費されずに余ってしまったブドウ糖は、備蓄用として肝臓や脂肪細胞などに蓄えられます。

それでもなお余ったブドウ糖は体内のタンパク質と結びつき、体温で熱せられて終末糖化産物ができます。この体内でできた終末糖化物質が蓄積すると老化を促進する要因となるのです。


体内で終末糖化物質ができるのを抑えるには、ご飯、麺、パンなどの炭水化物を食べすぎないことが最も重要です。それとブドウ糖を十分に消費するために毎日、散歩や適度な運動をすることが大切です。

脳はたくさんのエネルギーを必要としています。したがって、身体だけでなく、できるだけ脳を活動させることが終末糖化物質の生成予防に非常に重要といえます。要するに、脳を働かせることは老化予防にもなるということです。

食事は腹八分目を心がける

1日3食が習慣となったのは江戸時代の中期以降という説が有力なようです。きっかけはなんだったのでしょうか?

1657年、江戸は大火事に襲われました。いわゆる「明暦《めいれき》の大火」です。本郷、小石川、麹町で相次いで出火し、最終的に江戸市街の6割ほどが焼き尽くされ、3万〜10万人の死者が出たとされています。

江戸復興のために全国から職人が集められました。彼らは肉体労働者ですから、当然、腹の減りも早いし、よく食べます。1日2食では空腹を満たすことができず、そこから1日3食という習慣が始まったといわれています。

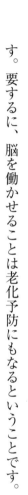

それから幾星霜、今日でも1日3食が主流ではありますが、医学や栄養学の進歩もあって、「お腹をいっぱいにする」という考え方は過去のものになりつつあり、〝質〟が問われるようになりました。これはとてもいい傾向だと思います。

認知症にとっても、つまりボケないためにも、「腹八分」が推奨されます。

ここでは、その理由（根拠）をお話ししたいと思います。

食事をすると、栄養素は小腸から吸収されて細胞内にあるミトコンドリアで身体のエネルギーとなるアデノシン三リン酸（ATP）が産生されます。

ミトコンドリアを車のエンジンと想定してください。エンジンをフル回転させて車を全速力で走り続けさせると、燃費も悪くエンジンが「ヘタる」のも早くなります。エンジンがヘタると当然、車は廃車となります。

満腹になるまで物を食べると、それをエネルギーに変換するためにミトコンドリアはフル回転する必要があります。毎回、ミトコンドリアをフル回転していると、車のエンジンと同様に早くミトコンドリアがヘタります。ミトコンドリアがヘタると細胞が生きていくためのエネルギーが産生されません。

また、ヘタったミトコンドリアからはカスパーゼを活性化して細胞死（アポトーシス）に導くいろいろな因子が放出されます。

このように、いつも満腹になるまでものを食べると、細胞死を早めるという結果を招くのです。


「腹八分目に食べる」ということは、ミトコンドリアに負荷をかけずに細胞（身体）を長持ちさせることにつながります。

これは、エンジンを傷めずに車を巡航速度で走らせ、車を長持ちさせるということと同じです。

ぜひ腹八分目を心がけてください。

ちなみに「腹八分目（は）」は、その後に「医者いらず」と続く場合もあります。暴飲暴食を戒める言葉であるのは言うまでもありません。

断食が老化予防に効く理由

細胞内には、不要になったタンパク質あるいは異常なタンパク質を掃除するシステムがあります。

若い時分は掃除システムが正常に活動するので、これらのタンパク質が細胞内に溜まることはありません。しかし、加齢によって掃除能力が低下すると、不要な、あるいは異常なタンパク質が細胞内に蓄積して凝集体を形成し、増殖能力を失います。このような細胞を「老化細胞」といいます。この細胞が増えていくことが老化です。

老化を予防する方法は、いかに「老化細胞」を掃除するかです。

最近注目されているのが断食です。断食ですぐ頭に浮かぶのは、「やせるため」というキーワードでしょう。しかし、老化予防のそれはただ単に長時間、断食するということではありません。

6時間ごとの断食を続けると、細胞内掃除能力がアップして老化予防・若返り効果があると報告されています。ただし、6時間以上の断食は筋肉低下を招いたり、食後の血糖値が急激に上昇するなどの副作用があるので注意が必要です。

間欠的な断食、たとえば隔日の断食も細胞内掃除能力がアップして寿命が延びるという報告があります。

また、断続的絶食は、遺伝子転写、タンパク質合成、ミトコンドリア代謝、ニューロトロフィン放出の活性化あるいは腸内細菌由来代謝物を増加させて好中球を動員し、損傷末梢神経の再生・修復を促進する働きがあるといわれています。

朝食を抜くと頭の働きが鈍る

最近は「1日3食、腹八分目」がさらに前進して、「1日2食」が推奨されることも多くなっているようです。

たとえば、『「空腹」こそ最強のクスリ』（アスコム刊）の著者である青木厚先生は、この本の中で「1日2食で十分」と主張されています。1日2食を実践したことで、ご自身のがんの再発も防げているとのことです。

私自身、「腹八分目」の観点から1日2食にすることに異論はありませんが、読者のみなさんには、1日2食にした場合でも、ぜひ守っていただきたいことがあります。

それはなんだと思いますか？

朝食は必ずとるということです。

その理由についてお話ししましょう。

脳の血液量は身体全体の15％も占め、脳の重さは体重の2％しかないのに、エネルギー消費量は身体全体の20％にまで達します。

このことが何を意味しているかというと、脳が大量のエネルギーを消費する、言い換えれば、脳が働くためには大量のエネルギーが必要であるということです。

脳のエネルギーの源となる最も重要な栄養素が「ブドウ糖（グルコース）」です。最低限生きていくために必要なカロリーを基礎代謝量といいます。基礎代謝量が1日に2000キロカロリーとすると、脳だけで400キロカロリーが消費されます。

ブドウ糖は砂糖そのもの以外にご飯、パン、麺類などの炭水化物にたくさん含まれています。睡眠中にも脳のブドウ糖は消費され、朝起きたときには脳のブドウ糖は不足しています。

朝起きて朝食をとらないと、ブドウ糖を脳に供給することができません。そうなると当然、脳の働きは鈍ります。脳の働きが鈍れば、これまた当然、高齢者ならボケが促進されます。

脳の働きをよくするために朝食は非常に重要なのです。

歯を大切にし、よく噛んで食事する

どのような経緯で生まれたかはわかりませんが、昔の言い伝え・教訓・ことわざは、非常に理にかなったものが多いとつくづく感じます。

私は子供の頃、母親から「ものはよく噛んで食べなさい」と言われていました。読者のみなさんのなかにも同じようなことを言われた経験がある方は多数いらっしゃると思います。そのときは「いちいちうるさい」などと思った方もいるかもしれませんが、じつはこれも、一理も二理もあるのです。

脳にとって「ものをよく噛む」というのは非常に大切なことです。ものをよく噛むと、脳にはどのような影響があるのでしょう。

唾液のなかには、「神経成長因子」というタンパク質がたくさん含まれています。神経成長因子は、その名のとおり、神経を成長させる（神経の軸索を伸ばす）、神経伝達物質の合成を促進する、傷ついた神経細胞を修復し機能を回復させる、神経細胞の老化を防止するなどの働きがあります。

ものをよく噛めば唾液の分泌は増え、当然、そのなかに含まれる神経成長因子もたくさん分泌されるということになります。つまり、分泌された神経成長因子は脳に働いて脳の機能を向上させると考えられるのです。

「ものをよく噛む」のに重要な働きをしているのが歯です。

歯がなくなると、十分に食べ物を噛むことができなくなり、唾液の分泌も少なくなります。唾液の分泌減少に伴って神経成長因子の分泌も少なくなるのです。

最近の研究で、「歯の本数が少ない人はアルツハイマー病になりやすい」という報告があります。また、残っている歯の本数が少ないほど脳の萎縮が進んでいるという結果も出ています。

疫学調査でも、正常な本数の歯がある人と比較して、歯を失うと認知症の発症率が約2倍になっています。実験的にも、奥歯を抜いたマウスの群は、海馬の神経細胞数が減少し、学習・記憶能力が低下することが明らかになっています。

このように、歯を大切にし、よく噛んで食事をすることは、脳を保護して脳の機能を維持・向上させるために極めて大切なことであると思われます。

では、すでに歯が抜けてしまっている人はどうしたらいいのでしょう。

永久歯は、親知らず4本を含めると全部で32本あります。それが加齢とともに徐々に虫歯などで失われていきます。厚生労働省の「平成28年歯科疾患実態調査」によると、残っている歯の本数は、65〜69歳だと21・6本、70〜74歳だと19・7本、80〜84歳だと15・3本となります。

年齢とともに脳の機能が衰えていく背景には、歯の喪失があるのは間違いのないところでしょう。

しかし、歯の本数が少ない人にも、〝救いの道〟は残されています。

抜けた箇所を、入れ歯やインプラントなどで補填すればいいのです。歯を補填じさえすれば、少なくとも脳の機能の維持に関しては、〝本物〟の歯と比べて遜色がありません。

「全身の肥満」よりも「腹部の肥満」が危ない

食べすぎの結果は「肥満」としてあらわれます。

肥満となると当然、中性脂肪などの数値は上がり、糖尿病や高血圧症などのリスクが増します。これらはすべてボケの要因となります。

しかし、どう肥満しているかによって、そのリスクは変わってくるようです。

アメリカのウィットマー博士らによって、40代前半に腹部肥満だった人は、70代になって認知症を発症するリスクが、そうではない人に比べて2～3倍も高いというデータが発表されています。

対象になったのは北カリフォルニアのカイザー・パーマネンティという健康保

険に加入している6583人です。
1964年から1973年にかけて、腹部の厚み（背中とおへそ側の間の距離）を計測し、これを腹部肥満の指標としました。そして同じ人々を追跡し、平均36年後、1994年から2006年にかけて認知症かどうかを診断したところ、合計1049人（16％）という多くの人が認知症と診断されたのです。

腹部肥満度（腹部の厚み）を5段階に分けると、一番腹部肥満度の高かった群では、一番低かった群に比べ、認知症を発症するリスクが2・72倍も高いことがわかりました。

また、全身の肥満度をBMIで表し、正常（18・5—24・9 kg／㎡）、肥満（25・0—29・9 kg／㎡）、高度に肥満（30 kg／㎡以上）の3群に分けて解析すると、全身の肥満度が正常でも腹部肥満があると、腹部肥満のない人に比べ、認知症の発症リスクは1・89倍にも高まりました。

全身が高度に肥満で腹部肥満もあるという最悪の場合は、どちらもない人に比べ、リスクは3・60倍に跳ね上がりました。このデータは、全身の肥満度ではなく、「腹部の肥満」がとくに認知症のリスクを高めることを示唆しています。

腹部の脂肪はほかの場所の脂肪と違い、インスリン抵抗性を高めることがわかっています。インスリン抵抗性は糖尿病、肥満、メタボリック症候群をはじめ、たくさんの疾患を引き起こします。前述したように糖尿病は認知症発症の危険因子です。

このように、インスリンがコントロールできないと糖尿病、肥満（腹部肥満）になり、やがては認知症になるリスクが高くなるということを示唆しています。

もしも脳に糖分が行かなくなったら…

糖分が過剰に〝悪者〟にされているように思えてなりません。

肥満という各論ばかりではなく、存在そのものが悪であるように語られることもしばしばです。しかし、ご存じのように糖分というのはタンパク質、脂質、ビタミン、ミネラルとともに5大栄養素のひとつであり、ヒトが生命活動を営むためになくてはならないものなのです。

それに、いくら糖質オフだといっても、食事で100%の糖をカットすることはほぼ不可能です。糖質(炭水化物)は量の多寡《たか》を別にすれば、ほとんどの食べ物に含まれているからです。

もし、脳に栄養(糖)が行かなくなるようなことがあったら、脳神経細胞は死にます。脳神経細胞の極限の死が「脳死」です。糖が脳にまったく行かなくなると、脳は15分で死にます。もちろん、これは糖質を15分間摂らなければ脳死が起きるということではなく、血中の糖度、つまり血糖値ゼロが15分続くと脳が死ぬという意味です。脳の血管が詰まって脳に酸素と糖が行かなくなったときに起こるのが脳梗塞です。

脳神経細胞が死ななくても脳への栄養（糖）が低下すると、認知機能を含めた脳の機能障害が出現します。

体内のブドウ糖が不足すると、体の脂肪が燃焼されてエネルギー源として使用されるようになります。このとき肝臓でつくられるのがケトン体です。脳の栄養素は糖（ブドウ糖）だけです。ところがケトン体は、ブドウ糖の代役として脳をはじめとして、さまざまな臓器のエネルギー源となるのです。

ただし、ケトン体は酸性なので、体内で増えすぎると血液も酸性になってしまい、体調に悪影響を及ぼすことになります。

塩（ナトリウム）は情報伝達の要

塩分を控えた減塩食を試してみると味が薄く、おいしくないと感じられる方が大多数だと思います。「塩分がおいしい」と感じるのは、本来、塩分は私たちの体にとって必要であるという証です。

体の機能を維持するためにその生体反応は非常に緻密で、無駄なものはありません。もし、塩分が必要でなければ、「塩分はまずい」と感じさせて摂取をさせないようにするはずです。

もともと我々の先祖は海で生まれ、海の中で生活していたので、海水に多く含まれている塩分は必須のものであったはずです。陸上での生活で必須の酸素と同等のものであったと推測できます。

したがって、単純に塩分（塩）は体に悪い悪玉であると断定するのは早計ではないでしょうか。

しかし、どんなに体にとって大切なものであっても、過度になると悪玉になりうることは否定できません。

塩の本体は塩化ナトリウムで、体の中に取り込まれると塩素とナトリウムになります。ナトリウム（Na）は神経伝達の中心的役割を果たしていて、脳を含めた体の中のすべての組織、臓器の調節に不可欠です。

もし、低ナトリウム血症となってナトリウムが不足すると、脳の働きが鈍ったり意識障害を起こす原因となります。また、筋肉のけいれんやこむら返りを起こす原因ともなります。

神経伝達を遂行するためには、ナトリウムが電位依存性Naチャネルを通して神経細胞内に取り込まれる必要があります。

少し余談になりますが、フグ毒はテトロドトキシンといって電位依存性Naチャネルを阻害する働きがあります。フグの肝にあたって死ぬのは、テトロドトキシンが呼吸筋を調節している神経伝達を妨げて呼吸ができなくなることによります。ただ、テトロドトキシンは一定時間がたてば洗い流されます。万が一、フグの肝を食べてあたったときは、すぐに気管内挿管ができて人工呼吸器を完備した病院に駆け込めば（運び込まれれば）、助かる可能性が高くなります。

また、ナトリウムは脳の体内時計（視交叉上核）に存在するバソプレッシンニューロンを活性化し、腎臓からの排泄水分量を減少させて体内により多くの水分を保持し、その結果、体温を低下させる働きがあります。

ゴルフをされている方はご存じだと思いますが、真夏のゴルフ場には塩飴や梅干しが置いてあったり、売店で塩分が含まれた飲み物が販売されたりしています。これは、塩（ナトリウム）が体温を下げて熱中症予防になるからです。

このように、塩（ナトリウム）は体にとって非常に重要なミネラルで、過度の塩分抑制は、逆に体に悪いといってもいいでしょう。

塩分（塩）が高血圧に悪い理由

腎臓でつくられるレニンというホルモンは、血液中のアンジオテンシノーゲンからアンジオテンシンⅠをつくり、続いてアンジオテンシン変換酵素によりアンジオテンシンⅡに変換されます。アンジオテンシンⅡは血管を収縮させ、血圧を上げます。

また、アンジオテンシンⅡはアルドステロンを分泌します。アルドステロンは腎臓でナトリウム再吸収（血液中にナトリウムを戻す）を指示し、循環血液量を増加させて血圧を上げます。

通常状態では、過剰な塩分摂取はレニン分泌を抑制し、アルドステロンも低値となるため、血圧は下がる傾向になります。

しかし、持続的な塩分摂取過多は腎臓でのナトリウム排出機能の低下を招き、高ナトリウム血症にともなって血液は高浸透圧となります。浸透圧を正常に戻すための生体反応として水分を血液中に引き込み、体内の循環血液量が増加します。濃くなった血液を水で薄める反応と想像してください。

その結果、血管にかかる圧が高くなる、すなわち、血圧が上がるということになります。

誰でも加齢によって腎機能は低下します。高血圧ではなくても、高齢になったら塩分を控えたほうがいいでしょう。

血圧を下げる効果は、1日の塩分摂取量を6g未満にすることで期待できるといわれていますが、家庭で塩分のコントロールをすることは非常に困難です。

これができない高齢の方は、高血圧でなくても定期的に血圧を測定し、もし少しでも血圧が高くなったら、医師に相談して降圧剤を処方してもらい、忘れずに服用することをおすすめします。

第5章

ボケる食事・ボケない食事の真実

ボケ防止に納豆はどこまで有効か

「頭にいい」食材として納豆が見直されているようです。

納豆は日本発祥のソウルフードで、弥生時代にはすでにあったという説もあるそうです。骨の発育に欠かせないビタミンK_2やマグネシウムなどが含まれていることもあって、古くから〝健康にいい食べ物〟として食卓に上ってきました。

その納豆が改めて注目されたのはナットウキナーゼという成分が含まれているからです。ナットウキナーゼは酵素の一種で、血をサラサラにする働きがあり（血栓溶解作用）、脳梗塞予防に有効といわれています。

脳からの連想で認知症にも効果があるといわれているのかもしれませんが、実際にどこまで認知症に有効なのでしょうか。

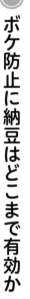

ナットウキナーゼは小腸で細かく分解されないと吸収されません。そして分解されたナットウキナーゼは血をサラサラにする作用がなくなります。

仮に、納豆を食べて分解されないナットウキナーゼが吸収されて脳梗塞予防になったとしても、残念ながら認知症予防には直接つながりません。ボケ防止も同様です。

ほかにも納豆にはレシチン（ホスファチジルコリン）というリン脂質の成分も含まれています。

そんなところから、「ホスファチジルコリンはアセチルコリンをつくる成分を含んでいて、記憶力をアップさせる」ともっともらしく説明されることもあるようです。

「頭にいい」といえば、短絡的にアセチルコリンと結びつけられることが多いですが、認知機能・記憶力はアセチルコリンだけで調節されているわけではありません。ですから、ただ単にアセチルコリンだけを増やしても認知機能・記憶力アップは期待できません。

また、納豆にはビタミンEも多く含まれています。ビタミンEには抗酸化作用と血流改善作用があります。納豆が認知症予防になるかどうかは別として、「身体にいい」ことは間違いありません。

そもそも納豆が「身体にいい」のは、発酵食品だからというよりも、原料の大豆が身体にいいからではないかと私は見ています。大豆にはビタミンEが多く含まれていて、抗酸化作用もあります。

その大豆は脂肪肝にも有効です。

かつて脂肪肝というのは、それほど心配することはないといわれていましたが、今日ではほうっておくと肝硬変から肝がんに移行していくことがわかっています。放置するわけにはいかないのです。

納豆にはその予防効果があるようです。

一時はその独特な匂いが苦手という人も少なくなかったようですが、今日ではそれも納豆の〝個性〟として、多くの人に愛されています。商品も「つゆだく」だ、「そぼろ」だといろいろあるみたいですね。

卵がどれだけ脳に有効かは疑問

水溶性のビタミン様栄養素である「コリン」は、人間のあらゆる細胞に存在していて、若さや健康を保つことに寄与しています。

コリンは、脳において重要な働きをしています。コリンはα7アセチルコリン受容体を活性化し、学習に関するシナプス伝達長期増強現象を引き起こします。つまり、コリンは記銘力アップの手助けをするといっていいでしょう。

だからなのか、コリンが含まれている卵（鶏卵）にも注目が集まっています。

しかし、果たして卵のコリンが脳に到達して、α7アセチルコリン受容体を活性化できるかどうかは不明です。

また、コリンは神経伝達物質のひとつであるアセチルコリンの原料になります。「アセチルコリンは認知機能に重要な働きをしているので、アセチルコリンを増やせば認知症が改善する」と盛んに宣伝されています。

この宣伝はまんざら「ウソ」ではありませんが、脳の中にはたくさんの種類のアセチルコリン受容体が発現しています。すべてのアセチルコリン受容体が認知機能に関係しているわけではなく、認知機能に直接携わっているのはα7アセチルコリン受容体です。

アセチルコチンはすべてのアセチルコリン受容体を活性化します。つまり、認知機能だけを高めるわけではないのです。

α7アセチルコリン受容体以外のアセチルコリン受容体が活性化されることによって、逆に認知機能が悪くなったり、攻撃的で怒りっぽくなるといった副作用が現れる心配も出てきます。

さらに、卵に含まれるコリンが脳のアセチルコリンをどれだけ増やすかもわかっていません。

卵を食べること自体は悪くありませんが、脳にどこまで有効かは疑問です。

また、卵から脳に有効な成分を摂取しようとしたら、かなり大量の卵を食べる必要があります。毎日、大量の卵を食べ続けることは現実的には不可能でしょう。

ブロッコリーでボケは予防できるのか

ブロッコリーは、アブラナ科アブラナ属の緑黄色野菜です。キャベツの一品種がイタリアで品種改良されて今ある姿になったとされているそうです。

ブロッコリーには、β-カロテン、ルテイン、グルタチオンなどの抗酸化作用のある成分が多く含まれています。抗酸化作用を含む成分ということで、例によって認知症予防になると説明されることがあります。

実際のところ、ブロッコリーを食べることでボケ防止、ひいては認知症の予防になるのでしょうか。

こちらも例によって何度も繰り返しますが、抗酸化作用だけで認知症が予防できるほど、認知症の病態は単純ではありません。

ブロッコリーは身体にいいのは間違いありませんが、認知症を予防できるかどうかは疑問です。

ブロッコリーにはアセチルコリンが豊富に含まれていて認知機能の改善効果があると説明されることもあります。はっきり言わせてもらいますが、この説明はまったくのデタラメです。ブロッコリーにアセチルコリンは含まれていません。

また、アセチルコリンそのものを摂取しても、アセチルコリンは脳血液関門を通ることはできず、脳には運ばれません。したがって、ブロッコリーを食べて認知機能が改善されるはずがありません。

最近わかってきたことですが、ブロッコリー、じゃがいも、オレンジ、りんご、ラディッシュの5種類の野菜・果物にはアセチルコリンを分解するのを防ぐアセチルコリンエステラーゼ阻害剤（医薬品として使用されている塩酸ドネペジル、ガランタ―ゼ）と同様の働きをする成分が含まれていて、その成分はブロッコリーに最も多く含まれているそうです。

古くより、塩酸ドネペジル、ガランターゼ以外にもアセチルコリンエステラーゼ阻害剤は開発されていましたが、脳血液関門を通って脳に運ばれるかどうかが問題でした。

たとえ、ブロッコリーにアセチルコリンエステラーゼ阻害成分が含まれていたとしても、その成分が脳血液関門を通るかどうかは確認されていません。

また、塩酸ドネペジル、ガランターゼで認知症の進行を遅らせることができるとしても、認知症予防に有効であることは実証されていません。

このあたりの問題をクリアしない限り、ブロッコリーを食べると認知症が予防できると考えるのは早計です。

あさりの味噌汁が認知機能を高める可能性

米国コロラド大学の研究で、物忘れの症状がある39人に青魚や貝、海苔、魚卵、牛や豚のレバーなどに多く含まれるビタミンB12を摂取させたところ、すべての患者の記憶力が改善したという結果が出ています。

興味あることに、認知症患者さんの血中ビタミンB12は、正常の人より少ないという結果も示されています。

ビタミンB12は、あさりの味噌汁なら1杯で1日分の推奨摂取量を満たすことができるとされています。それなら、あさりの味噌汁を毎日飲めば、認知症が予防できると誰でも思われるでしょう。

では、実際のところはどうなのでしょう。

ビタミンB12が欠乏すると物忘れ症状が出るともいわれています。

認知症は、ビタミンB_{12}の欠乏だけで発症するわけではありませんが、どうやらビタミンB_{12}が認知機能に関与しているのは間違いないようです。

なぜ、ビタミンB_{12}が認知機能を高めるかというメカニズムの詳細はわかっていませんが、私は20年以上前にモルモットを用いた実験で、メチルコバラミン（ビタミンB_{12}）がＮＭＤＡ受容体の反応を増大し、海馬におけるシナプス伝達長期増強現象（ＬＴＰ）を誘発することを発見しています。

この結果は、ビタミンB_{12}が記銘力を高める作用があることを示唆しています。

また、ビタミンB_{12}はパントテン酸とともにコリンからアセチルコリンの合成に関わるコリンアセチルトランスフェラーゼの働きを助けることがわかっています。

つまり、ビタミンB_{12}はアセチルコリンの合成を増やし、認知機能を高める可能性を示唆しているのです。

ビタミンB_{12}だけでなくビタミンB_1や葉酸は、血中のホモシステインの値を減少させ、血管性認知症（脳梗塞などの血管性病変が原因となる認知症）を予防できるかもしれないと推測されています。

いずれにしろ、ビタミンB_{12}そのもの、あるいはビタミンB_{12}を多く含む食材を摂取することは頭のためにいいことでしょう。当然、ボケ防止も期待できます。

ビタミンB_{12}は動物性食品に多く含まれています。その代表格といえるのがあさり、牡蠣、イクラ、赤貝などの魚介類や、牛や豚などのレバーです。残念ながら植物性食品は、強化食品を除けばビタミンB_{12}を含んでいるものはありません。

ビタミンDが豊富な鰹、鰯などを積極的に

ビタミンDは、カルシウムやビタミンKとともに骨の形成に役立つ栄養素で、腸管からのカルシウムの吸収を促進させる働きがあります。ビタミンDが不足すると骨がスカスカになり骨折しやすくなる骨粗しょう症の原因になることはよく知られています。

以前より、ビタミンD不足は骨粗しょう症だけでなく、認知症にもつながることが示唆されていました。事実、認知症の患者さんは正常な人よりビタミンDの血中濃度が低いことが指摘されています。

最近、ビタミンD不足は認知症になる危険性が2倍以上高くなるという注目すべき研究結果が英国エクセター大学から発表されています。

この研究は、歩行障害や物忘れ症状がない65歳以上の高齢者1658人を対象に、ビタミンDの血中濃度を測定し、アルツハイマー病などの認知症の発症状況を平均6年にわたって追跡調査したものです。

ビタミンD不足が直接、認知症の原因となるかどうかは実証されていませんが、少なくとも、ビタミンD不足の人が認知症になりやすいということは事実であり、高齢者がビタミンD不足を解消することは脳だけでなく、健康のためにも重要でしょう。

ビタミンDは、日光を浴びると体内でも合成されます。皮膚がんになるほど日光浴をする必要はありませんが、散歩するなどして適度に日光を浴びるようにしましょう。

また、食べ物では、きくらげや、鰹、鰯、鰊、鮭・鱒などの魚類にはビタミンD含有量が豊富です。ボケることが気になる人は、積極的に摂取してみましょう。

カレーにはボケ防止効果がある!?

米国オークランド大学の調べによると、インドの70歳以上のアルツハイマー型認知症患者の割合はアメリカの約4分の1ほどだったそうです。

そんなことから、インド人の国民食と言ってもいいカレーには認知症予防効果があるのではないかといわれています。

カレー粉に含まれるクルクミンには抗酸化作用があります。また、クルクミンは、アルツハイマー型認知症と関係のあるアミロイドβが脳内にたまるのを防ぐ効果もあるといわれています。

ヒトへの有効性は確認されていませんが、ラットを用いた実験ではクルクミンによる記憶改善効果が確認されています。

クルクミン以外にもカレーのスパイスには血流を良くする作用があります。

ある食物・食品に、抗酸化作用あるいは血流改善作用があることがわかると、十把ひとからげ的に認知症の予防になるという声が上がります。認知症を治るものにしたいという気持ちが高じたゆえかもしれませんが、自らなんの検証もせずにただ声高に叫ぶのはいかがなものでしょうか。

たしかに、抗酸化作用は、細胞が障害されるのを防ぎます。

しかし、ポリフェノールにふれるときにもお話ししますが（213ページ）、認知症の神経細胞死（アポトーシス）は抗酸化作用だけでは防げません。

ですから、インド人の高齢者が認知症になる確率が、同世代のアメリカ人に比べて格段に低いのはカレーのおかげとは決めつけられないのです。

となると、アメリカと比べると4分の1程度だというインドにおける70歳以上の人の認知症が少ない理由はなんなのか、他の要素も考えないといけないのかもしれません。

その際、ヒントになるのが平均寿命です。

世界保健機関（WHO）の『世界保健統計2022』によると、アメリカの平均寿命は78・5歳。これに対してインドの平均寿命は70・8歳と8年近くも短命です。

ご存じのように認知症というのは、高齢になればなるほど発症リスクが高まります。

とするなら、インドのアルツハイマー型認知症の発症率がアメリカに比べて低いのは、「インド人がカレーをよく食べているから」ではなく、「単に平均寿命が短いから」かもしれません。

果たしてどちらなのか、あるいは今後、第三の理由が登場するのか。このあたりはまだ謎に包まれています。

ちなみに世界全体の平均寿命は73・3歳。日本は84・3歳で世界一の長寿国となっています。

私は、日米で大活躍した元プロ野球選手のイチローさんと同じように毎日、朝食にカレーを食べています。これは、認知症予防のためではなく、ただ単にカレーが好きで、食欲をそそられるからです。カレーには身体にいい効果がたくさんあると思いますが、認知症予防をカレーだけでするのは難しいのではないでしょうか。

なお、クルクミンを過剰に摂取すると、肝機能障害や皮膚炎を起こすことが知られています。カレーの食べすぎには注意が必要です。

〝味方〟なのか〝敵〟なのか、コーヒーの持つ二面性

コーヒーが心血管疾患のリスクを減らす飲み物として改めて注目されています。それはコーヒーに、抗炎症化合物、抗酸化物質が多く含有されるポリフェノールが含まれていることからきています。

そもそもポリフェノールとは、植物がみずからを活性酸素から守るために生成する物質です。その抗酸化作用は定評のあるところ。分子内にフェノール性水酸基を複数（ポリ）持つところから「ポリフェノール」という名前が付きました。

ポリフェノールは赤ワインをはじめ、緑茶や紅茶、ココアなどに含まれていることは今やよく知られるところといっていいでしょう。

そのポリフェノールはコーヒーにも多く含まれています。

しかもその量は〝多量〟で、100g当たりの含有量は200㎎。緑茶（115

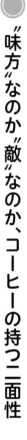

㎎）、紅茶（96㎎）、ココア（62㎎）を上回り、赤ワイン（230㎎）に肉薄しているのです。

日本人のポリフェノール摂取は、コーヒーからというのが断然多いそうです。ある調査によると、緑茶の約3倍、赤ワインと比べるとなんと20倍以上の量をコーヒーから摂取しているといいます。

だからといって、コーヒーをどんどん飲めばいいというものではありません。コーヒーの過剰摂取には問題があります。

それがなんだかわかりますか？

37〜73歳の34万7000人と対象とした調査をおこなった南オーストラリア大学の研究チームは最近、「コーヒーの過剰摂取は心血管疾患リスクを上昇させる」と発表したそうです。

心疾患リスクを高める要因はコーヒーに含まれている有機化合物であるカフェインにあります。

カフェインには、体内でコルチゾールの分泌を増やす働きがあります。コルチゾールとは副腎皮質から分泌されるホルモンで、ストレスを受けると分泌量が増えることから〝ストレスホルモン〟とも呼ばれています。

そのコルチゾールには血圧を上昇させたり、心拍数を増やしたりする作用があり、心臓に負担をかけたり不整脈を起こしやすくします。

その一方で、カフェインは濃度に応じて細胞死（アポトーシス）を抑制する作用が確認されています。また、カフェインはアデノシンA_{2a}受容体を抑える働きがあります。最近、アデノシンA_{2a}受容体の働きを抑えることによってパーキンソン病が改善されることがわかってきました。このことは、カフェインを含むコーヒーはパーキンソン病の予防になり得ることを示唆しています。

さらに、カフェインには記憶力を向上させる効果もありそうです。

マウスを用いた実験で、カフェインを投与した群の記憶力は非投与群よりも向上する結果が得られています。

また、タウタンパク質過剰発現マウスを用いた実験で、カフェイン投与群は、非投与群と比較して脳に沈着したリン酸化されたタウタンパク質（リン酸化タウ）が少なく、記憶力障害も緩和されていたと報告されています。

しかし、その詳細なメカニズムは完全には解明されていません。

こうなると、コーヒーは〝味方〟なのか〝敵〟なのか判断に迷うところですが、少なくとも過剰摂取は控えたほうがいいのかもしれません。

ちなみに「過剰摂取」というのは、南オーストラリア大学の研究チームによると、「1日に6杯以上のコーヒーを摂取する人は、1〜2杯の人に比べて心疾患のリスクが22％上昇する」としています。

コーヒーの過剰摂取が即認知症に直結するわけではありませんが、心疾患のある人は注意が必要です。

ポリフェノールがいくら体にいいからといっても、コーヒーは1日に3〜4杯程度飲むのが適量となるのではないでしょうか。（参考：ネッスルHP、日刊ゲンダイ2019年6月28日号）

1日1合程度の飲酒なら大丈夫

2018年、WHO（世界保健機関）は2016年にアルコールの有害飲用の結果として300万人以上が死亡したと報告しています。これは20人に1人の割合で死亡したことを示しています。

過度の飲酒は脳の萎縮（前頭葉）を引き起こし、認知症の要因にもなります。

そもそも脳の萎縮は、脳の神経細胞が大量に死滅し、脳の容積が小さくなることで起こります。

それ自体は一種の老化現象で加齢とともに誰にでも起こり得ることですが、過度の飲酒は脳の萎縮のスピードを速めるという研究報告が国内外で発表されています。

たとえば、米国ウェルズリー大学などの研究チームは2008年、アルコールの過剰摂取が脳の萎縮を促進するという調査結果を発表しました。

この調査は、平均年齢60歳の男女1839人を対象におこなわれたもので、彼らを飲酒量別に5つの群に分け、MRI(核磁気共鳴画像法)を利用して脳の容積を測定したところ、萎縮が最も大きかったのは大量飲酒する一群だったそうです。

では、脳の萎縮を呼ぶ過度の飲酒とは、どの程度の量なのでしょうか。

一般に毎日2合以上飲み続けると、脳の萎縮が早まるといわれています。そして毎日2合飲む人は、10歳年上の非飲酒者と同程度に脳萎縮していることが明らかになっています。つまり脳が10歳早く老化する、ということです。

一方、米国ロヨラ大学シカゴ校ストリッチ医学部の研究チームは、1977年以降に実施された143研究の被験者36万5000人強のデータを分析し、適度（ビール・蒸留酒・ワイン等のアルコールを男性で1日2杯、女性で1日1杯まで）の飲酒をする人は、認知症、アルツハイマー病、その他の認知機能障害（思考能力の低下）の発症率が23％低かったと報告しています。

同研究グループは、「適度の飲酒が認知症および認知機能障害のリスクを低減させる理由は不明だが、ひとつの前提として、アルコールが脳の血流ひいては脳代謝を改善させることが考えられる」と述べています。

また、少量のアルコールによって脳細胞に小さなストレスを与えることにより、認知症の原因となる大きなストレスに対処する能力が向上するという説もあります。いずれにしても、適度なアルコールは認知症発症の危険因子にはなりにくいと思われます。

日本では古来、『漢書』にある「酒は百薬の長」という言葉が受け入れられてきましたが、摂取量が適量であれば、この言葉にも理があるようです。

ちなみに、適度なアルコール量とは1日に20グラム程度です。日本酒1合、ビール500㎖、25度の焼酎100㎖、ワイン240㎖、40度ウイスキー60㎖がこの量に相当します。

また、厚生労働省は「週に3日以上、飲酒日1日あたり清酒換算で1合以上飲酒する人」を飲酒習慣のある人と定義しています。さらに「習慣飲酒自体が健康に悪影響を与えるわけではありませんが、アルコールには耐性（長期間摂取すると薬物の効果が減少すること）という性質があるため、結果として飲酒量が増大し、アルコール関連問題を引き起こすことがあります。そのため休肝日を設けることも、節酒指導のひとつとして行われています」としています。

タバコを吸う人は吸わない人の1・5倍リスキー

喫煙が健康へ悪影響を与えるのはいまや常識中の常識といっていいでしょう。

WHO（世界保健機関）によると、世界における喫煙による死亡者は年間で

490万人に及ぶとのことです。

厚生労働省も、喫煙ががん（肺がん、食道がんなど）の危険因子であることを認めていますし、また多くの研究から呼吸器疾患（慢性気管支炎、肺気腫など）や循環器疾患（狭心症、動脈硬化、心筋梗塞など）などを引き起こすことが指摘されています。

喫煙が、どれだけリスキーであるかを数字で見てみましょう。

たとえば、喫煙者の脳卒中（脳内出血と脳梗塞を合わせたもの）危険率は非喫煙者の1・5倍です。これは脳血管性認知症の発症率が1・5倍高いことも表しています。

また、喫煙者は、非喫煙者と比較して、アルツハイマー病を含めた認知症発症率も同じく約1・5倍高いということがわかっています。

厚生労働省の「都道府県別にみた平均寿命（2020年）」によると、平均寿命のワーストは男女ともに青森県でした（男性＝79・27歳、女性＝86・33歳）。この調査は5年おきにおこなわれていますが、青森県の男性はなんと、1975年から10回連続でワーストを記録しています。

青森県民の短命の理由として、塩分過多、病院嫌い、厳しい気候などが指摘されていますが、喫煙率にも注目すべきなのではないでしょうか。青森県民の喫煙率は全国で第2位なのです。もちろん、短命の理由＝タバコの吸いすぎとまでは言い切れませんが、寿命になんらかの影響を及ぼしている可能性も否定できません。

ちなみに、男性が長寿日本一に輝いた滋賀県（平均寿命＝82・73歳）の喫煙率は47都道府県中42位、女性が長寿日本一に輝いた岡山県（平均寿命＝88・29歳）の喫煙率は29位でした。

いまだに、「ニコチンやタールの軽いタバコに替えたから……」などと言いながら、喫煙習慣を続ける人もいますが、喫煙そのものが健康に害を及ぼすので、いわゆる「軽いタバコ」にすればいいというものではありません。

タバコは百害あって一利なしというのが、医学にかぎらず、世の趨勢で、小学校などでも、喫煙の害について教えています。

睡眠薬の継続使用はボケるリスクを高めるか？

「食事」ではない「口から入るもの」も、広い意味では「食べる」に属すといっていいでしょう。だから「食事以外の食べる」にも気を配る必要があります。

なかでも気になるのが睡眠薬ではないでしょうか。

私は週に三度、認知症外来で診察していますが、やってくる患者さんから「先生、睡眠薬ってボケを早めるんじゃないですか？」などと尋ねられることが少なくありません。高齢者の方のなかには「あまり眠れない」と訴える方も多く、睡眠薬を常用されている方が少なからずいらっしゃいます。

そんなとき、私は「問題ないと思いますよ」と答えています。

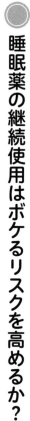

かつて「睡眠薬の継続使用は認知症のリスクを高める」といわれたこともありますが、現在では否定されています。

睡眠は記憶形成に重要な役割を演じています。不眠を放置するよりは、睡眠薬でぐっすり寝たほうが認知症にはいいと考えられます。

睡眠薬自体も〝進化〟しています。安全性が高くなり、副作用がほとんどないものも多くなっています。

ドラマの世界では相変わらず「睡眠薬で自殺を図った」などというシーンが登場しているようですが、現実の世界ではいまや、「睡眠薬では自殺はできない」といわれています。

医師の指示に従って服用する限りは、常用するリスクはほとんどないといっていいでしょう。

しかし、高齢者の場合は、睡眠薬の効き目が次の日の起きた後にも残り、強い眠気、注意力や運動能力の低下といったことがあるので、その使用にはより注意が必要です。

また、ベンゾジアゼピン系の睡眠薬ハルシオン（一般名：トリアゾラム）をアルコールと一緒に服用すると幻覚が出ることもあります。これも知っておきたいことです。

睡眠薬・抗不安薬が認知症の治療にも役立つという期待

そればかりか、最近の研究で、睡眠薬・抗不安薬として使われているゾルピデムには、記憶力をアップさせる作用があることが明らかにされました。

つまり、睡眠薬・抗不安薬は認知症（アルツハイマー病）の治療にも役立つのではないかという期待が高まっているのです。

また、睡眠薬・抗不安薬は興奮性神経伝達を抑制することにより、神経細胞死を軽減することが古くより知られています。この睡眠薬・抗不安薬の脳保護作用は、少なくとも認知症（アルツハイマー病）を悪化させる要因にはなりません。

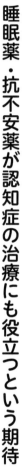

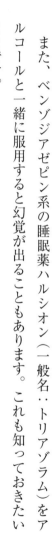

物忘れの範疇に、まだらボケ（認知症）と分類されるものがあり、その原因が大人の「てんかん」であると判明しています。

記憶がまだら状に抜け、症状の良いときと悪いときの差が大きく、短時間の意識が途切れ、無意識な動作（身振り自動症）等の症状が見られます。

その「てんかん」には、隠れ脳梗塞（無症候性脳梗塞）があり、抑制性神経伝達障害による睡眠中のけいれんが特徴とされています。まだらボケ（認知症）に対しては抗てんかん薬（基本的に作用は、睡眠薬・抗不安薬と同じです）の効果が顕著です。

このように、睡眠薬・抗不安薬（抗てんかん薬）は認知症（アルツハイマー病）の発症を促進するのではなく、逆に認知症（アルツハイマー病）に対していい働きがあるように思われます。

いい香りはボケ防止になるのか

この章の最後に「香り」についてもふれておきましょう。

外食中に、どこからともなくいい匂いが漂ってきて、食欲がそそられた経験は多くの方がお持ちでしょう。

では、いい香りを嗅ぐと、やる気まで出るものなのでしょうか。

残念ながら医学的には「いい香りを嗅ぐと、やる気が出る」という事実はありません。

ただ、匂いを感じ取る嗅神経は直接、記憶のセンターである海馬とつながっており、どんな匂いであっても嗅神経を刺激することは海馬の活性化につながると思われます。

広い意味では、いい香りを嗅ぐことは、ボケ防止に一役買っているでしょう。

その意味ではアロマテラピーも悪くないでしょう。

アロマテラピーとはごく簡単にいうと、植物の芳香成分を活用した自然療法のことです。

植物から得られるエキスであるエッセンシャルオイル（精油）を使い、香りを楽しんだり、ときには肌にトリートメントを施します。変な臭いよりも、いい匂いのほうが脳を刺激します。当然、アロマテラピーの芳香は脳にいい刺激を与えるということになります。

また、嗅覚だけでなく、他の五感である視覚、聴覚、味覚、触覚を刺激すると、それらの情報は大脳辺縁系に至り、海馬で統合されます。したがって、五感を刺激することは認知機能を活性化することになります。

アロマテラピーについては、次項でくわしく見ていきましょう。

アロマテラピーにはどれほどの効果があるのか

アルツハイマー病の脳は、前頭・頭頂葉ならびに大脳辺縁系の著明な萎縮が特徴です。つまり、アルツハイマー病では前頭葉、頭頂葉、大脳辺縁系が障害されているということです。

匂いを感知する嗅神経は、他の五感を司る神経とは異なり、「匂い情報」を直通で海馬へ届けます。そのため、アルツハイマー病では嗅覚が他の五感よりも早くから障害されるのかもしれません。

鳥取大学医学部の浦上教授はアルツハイマー病における嗅覚障害に着目し、アルツハイマー病治療に「アロマテラピー」を提唱されています。

これは、香りで海馬を刺激することにより、海馬を活性化（＝認知機能を向上）しようとするものです。ローズマリーには集中力を高める効果、レモンには気持ちを高める効果、ラベンダーには安眠効果、オレンジにはリラックス効果が期待できるといわれています。

浦上教授は、日中用にはローズマリー2滴とレモン1滴のブレンド、夜間にはラベンダー2滴とオレンジ1滴のブレンドをアルツハイマー病患者さんに1カ月間、嗅がせることにより、有効な結果が得られたと報告しています。

「匂い」で海馬を刺激するという試みは非常に優れた方法で、アルツハイマー病の予防には効果的と思われます。

しかし、問題点もないわけではありません。アルツハイマー病では嗅神経そのものが障害されているので、いくら「匂い」を嗅がせても海馬はそれほど活性化しないのではないかという疑問が残るのです。

とはいうものの、私個人の見解ですが、アルツハイマー病治療に対してアロマテラピーを試してみる価値はあると思います。

アロマテラピーによる嗅覚刺激だけでなく、他の五感刺激により海馬を含めた大脳辺縁系は鍛えられるはずです。音刺激・光刺激・皮膚の電気刺激などでも大脳辺縁系が鍛えられるかもしれません。

しかし、音刺激を例にとると、単一の音刺激ではなく、シータバーストを誘導するような、ある一定のリズムをもったパルス刺激でないと記憶力をアップするまでの効果は期待できないかもしれません。匂い刺激でも同じことがいえるのではないでしょうか。この点に関しては今後の検討が必要です。

第6章

「脳にいい食べ物・成分」が脳に効かない理由

青魚を食べるとボケ防止になるのか

「鰯、鯖、鮪などの青魚にはＤＨＡ（ドコサヘキサエン酸）が豊富に含まれているので、青魚を食べると頭の働きをよくし、記憶力が高まる」などと宣伝されています。

鰻にもＤＨＡやＥＰＡが含まれ、頭の働きをよくするとともに動脈硬化も防ぐという話もひんぱんに聞かれます。

また、レバーや粉ミルクにはアラキドン酸が、ごま油やしそ油にはαリノレン酸が、オリーブオイルにはオレイン酸が多く含まれているので、これらの食品を食べると頭がよくなると吹聴されています。

こうしたことはどこまで信じていいのでしょうか。

「頭がよくなる」という文脈の中に登場するＤＨＡもアラキドン酸もオレイン酸

も脂肪酸、さらに細かくいうと不飽和脂肪酸です。

そもそも脂肪酸というのは脂質のひとつで、飽和脂肪酸と不飽和脂肪酸の二つに分けられ、どちらもエネルギー源や細胞膜の材料となります。また、不飽和脂肪酸には、血中の中性脂肪やコレステロールの量の調節を助ける働きもあります。

みなさんもよくご存じのアラキドン酸、オレイン酸、リノール酸、リノレン酸、ドコサヘキサエン酸（ＤＨＡ）などが代表的な不飽和脂肪酸です。

不飽和脂肪酸には、神経伝達物質の放出を刺激し、老化した細胞を若返らせる働きがあります。

そんなことから、不飽和脂肪酸のＤＨＡを多く含む青魚や、オレイン酸を多く含むオリーブオイルや落花生などが、「頭をよくする」として注目を集めているのです。

はたして本当にこれらを食べると、頭がよくなり、ひいてはボケ防止になったり、認知機能が回復したりするのでしょうか。

答えは「ＮＯ」です。

残念ながら、たとえば鰯をいくら食べても頭はよくなりません。

なぜかといえば、不飽和脂肪酸にその効能がないからではなく、不飽和脂肪酸を多く含む食べ物やサプリメントを口から摂っても、体内ですぐに分解されて便として排出されたり、脂肪細胞や骨格筋細胞に取り込まれて、ほとんど脳までたどり着かないからです。

ですから、不飽和脂肪酸を経口摂取しても、頭をよくする働きは期待できないのです。


最近の研究でも、アルツハイマー病患者にＤＨＡを補充しても、認知機能の低下は防げないことが明らかになっています。

不飽和脂肪酸を多く含む食品を食べること自体は悪くありませんが、ボケ防止の効果は期待しないほうがいいでしょう。

オリーブオイルは脳まで届かない

読者のなかには、「オリーブオイルは認知症を予防する効果がある」という謳い文句を聞かれた方がいらっしゃるかと思います。

これは信じていいことなのでしょうか。

オリーブオイルにはオメガ9に分類される不飽和脂肪酸のオレイン酸が豊富に含まれています。不飽和脂肪酸はシナプス伝達長期増強現象（ＬＴＰ）発現経路において逆行性メッセンジャーとして働き、記銘力をアップする可能性があります。

しかし、ＤＨＡと同様にいくらオリーブオイル（オレイン酸）を経口摂取しても、すぐに分解されたり、脂肪細胞や骨格筋細胞に取り込まれて脳にはほとんど到達しません。

つまり、オレイン酸を直接、脳に振りかけない限り、脳での効果は期待できないということです。

不飽和脂肪酸が含まれる食品はコレ

脂質は、糖質、タンパク質と並ぶ3大栄養素のひとつで、ヒトが活動する際のエネルギー源となります。その脂質は、主に脂肪酸で構成されています。脂肪酸は構造の違いから飽和脂肪酸と不飽和脂肪酸に分けられます。前者は主に動物性の脂肪に含まれていて、一般的には固形、後者は植物や魚の油に多く含まれていて、液状です。

飽和脂肪酸は空気や熱に触れても酸化しにくいので、揚げ物や炒め物の調理に適しています。摂りすぎるとLDLコレステロールの濃度が高くなります。パルミチン酸、スレアチン酸などの種類があります。

一方の不飽和脂肪酸は酸化しやすいので、サラダ類などにそのままかける使い方がよくすすめられています。悪玉コレステロールを減らし、血圧を下げる効果があります。ドコサヘキサエン酸(DHA)、エイコサペンタエン酸(EPA)、アラキドン酸、αリノレン酸、リノール酸、γリノレン酸、オレイン酸などの種類があります。その中で、αリノレン酸とリノール酸は必須脂肪酸と呼ばれ、体内では生成できないため、食事などを通じて口から摂取する必要があります。

DHA、アラキドン酸、オレイン酸は、「頭をよくする」と宣伝されるのをよく耳にすると思います。しかし、繰り返し述べますが、いくら不飽和脂肪酸を経口摂取しても脳には到達せず、「頭をよくする」作用は期待できません。

今後も、「不飽和脂肪酸を含む…の食品・サプリメントは頭にいい」とか「不飽和脂肪酸を含む…の食品・サプリメントは認知症を予防する」などというもっともらしい解説が、テレビやマスコミなどで流れるかもしれませんが、これらの情報に飛びつく前に「その食品に頭をよくする作用があったとしても、口から入れても脳にまでたどり着かない」ということを思い出し、冷静に判断していただきたいと思います。

以下、不飽和脂肪酸の分類と不飽和脂肪酸が含まれる食品を解説していきますので、参考にしてください。不飽和脂肪酸はオメガ3、オメガ6、オメガ9の3つに分類されています。

●オメガ3(自ら合成できない必須脂肪酸で、以下のものが含まれます)

・αリノレン酸(ALA) 18:3(Ω《オメガ》-3)
・ステアリドン酸(STD) 18:4(Ω-3)
・エイコサトリエン酸(ETE) 20:3(Ω-3)
・エイコサテトラエン酸(ETA) 20:4(Ω-3)
・エイコサペンタエン酸(EPA) 20:5(Ω-3)
・ドコサペンタエン酸(DPA) 22:5(Ω-3)
・ドコサヘキサエン酸(DHA) 22:6(Ω-3)

・テトラコサペンタエン酸　24：5（Ω－3）
・テトラコサヘキサエン酸（ニシン酸）24：6（Ω－3）

DHA、EPAは、鯖、秋刀魚、鰯などの青魚。鮪のトロ・目玉の裏のゼリー状の部分、鰻、鮭、筋子に、αリノレン酸はえごま油、アマニ油、しそ油に豊富に含まれています。

●オメガ6（自ら合成できない必須脂肪酸に分類され、以下のものがあります）

・リノール酸　18：2（Ω－6）
・γリノレン酸　18：3（Ω－6）
・エイコサジエン酸　20：2（Ω－6）
・ジホモγリノレン酸　20：3（Ω－6）
・アラキドン酸　20：4（Ω－6）
・ドコサジエン酸　22：2（Ω－6）
・ドコサテトラエン酸　22：4（Ω－6）

・ドコサペンタエン酸　22：5（Ω－6）
・カレンジン酸　18：3（Ω－6）
オメガ6は紅花油、ごま油、サラダ油、ひまわり油、コーン油、大豆油、グレープシードオイルに豊富に含まれています。

●オメガ9（体内で産生され、必須脂肪酸ではありません）

・オレイン酸　18：1（Ω－9）
・エイコセン酸　20：1（Ω－9）
・ミード酸　20：3（Ω－9）
・エルカ酸　22：1（Ω－9）
・ネルボン酸　24：1（Ω－9）
オレイン酸はオリーブオイル、ナッツ類に豊富に含まれます。エルカ酸は菜種油に豊富に含まれますが、心臓病の発症リスクを上げるのでその摂取に関しては注意が必要です。

ココナッツオイルは脳のエネルギー源になり得る

脳はブドウ糖（グルコース）と酸素がなければ生きていけません。

ブドウ糖は体の細胞内に取り込まれて、エネルギー源となるATPに変換されます。ブドウ糖を細胞の中に取り込むためには運び役が必要で、その運び役を「グルコーストランスポーター（糖輸送担体）」といいます。

アルツハイマー病では脳のグルコーストランスポーターの数が減少し、脳に十分なエネルギーを供給できなくなり、神経細胞が死んでいく一因となっています。

そこでココナッツオイルの登場です。ココナッツオイルとは、ココヤシ（ココナッツ）の実から抽出されるオイルです。ヤシ油とも呼ばれますが、植物油としては珍しく飽和脂肪酸が多く含まれています。

そして、そのココナッツオイルにはケトン体が豊富に含まれています。ケトン体というのは、体内の脂肪が分解されてできる産物で、ココナッツオイルに含まれるケトン体はグルコース（糖）の代わりのエネルギー源となります。ケトン体は、グルコーストランスポーターがなくても細胞の中へ入っていけるのです。

したがって、ココナッツオイルはアルツハイマー病の脳にエネルギーを供給する一助となり得ます。

しかし、ココナッツオイルがどこまでアルツハイマー病を改善するかは、現在のところエビデンスらしいエビデンスがないので、さらなる検証が必要です。

ご飯・パン・麺類・芋類などの炭水化物を極力減らした食事をすると、体内の脂肪が燃焼し、ケトン体が産生されます。理論的には、ココナッツオイルでなくても炭水化物カットダイエットで同様の効果が得られるはずです。

ただ、それがアルツハイマー病に効果的であるかどうかも、今後の検証が必要と思われます。また、過剰な炭水化物カットダイエットをおすすめしないのは前にお話ししたとおりです。

ポリフェノールはボケをどこまで防止できるか

ポリフェノールとは、緑茶やコーヒー、赤ワインなどに豊富に含まれる渋み成分の総称です。植物が光合成する際に生成される抗酸化物質で、自然界のほとんどすべての植物に含まれていて、その種類は5000種以上あります。

具体的にいうなら、前出の緑茶、コーヒー、赤ワインのほか、ココア（カカオ）、ブルーベリー、いちご、ソルダム、ラズベリーなどの果物、オリーブ、玉ねぎ、ほうれん草などの野菜、くるみやアーモンドなどのナッツ類、オレガノ、ローズマリー、セージ、カレー粉（うこん）などの香辛料・薬草にも多く含まれています。

ポリフェノールには抗酸化作用があります。簡単にいうと、ポリフェノールには細胞が死ぬのを防ぐ作用があるのです。

ポリフェノールだけでなく、ビタミンEやビタミンCを含む食品・サプリメントなどでも同様の抗酸化作用が期待できます。

また、イチョウ葉エキスにも、その有効成分ははっきりわかっていませんが、抗酸化作用がありそうではあります。

ポリフェノールや抗酸化作用を持つ食品・サプリメントなどが体にいいのは確かですが、認知症（アルツハイマー病）の予防・治療になるかというとそれは疑問です。

たしかに、抗酸化作用は、細胞が障害されるのを防ぎます。

しかし、認知症の神経細胞死（アポトーシス）は抗酸化作用だけでは防げません。認知症の神経細胞死はそんなに単純には防ぐことができないのです。

ですから、抗酸化作用というのはたしかに老化や生活習慣病などの予防には寄与していますが、それが即、認知症の予防となるわけではありません。

イチョウ葉エキスはボケ防止に役立つのか

一部の病院では、アルツハイマー病の治療に「イチョウ葉エキス」を取り入れているそうです。

イチョウ葉エキスは、抗酸化作用、血小板凝集抑制作用、血流改善作用があり、アルツハイマー病の認知症状にも効果があるとされてきました。

しかし、最近の研究結果では、イチョウ葉エキスには「アルツハイマー病を抑える効果が認められなかった」「認知症の発症や認知機能低下に対して効果がない」と報告されています。

イチョウ葉エキスには、ポリフェノールの一種であるフラボノイドとギンコライドが含まれており、これらの物質に抗酸化作用があることは知られています。

しかし、その他の成分に科学的な効能があることを示す情報はほとんどありません。

そもそもで言うなら、イチョウは約2億年前に誕生し、現在まで生き延びているので非常に生命力が高いとされています。

しかし、いくらイチョウの生命力が強いといって、私たちがイチョウの葉を食べたり、イチョウ葉エキスを摂取したりする行為で、生命力が強くなるわけではないということです。

繰り返しますが、世の中には健康に関するサプリメント・食品が氾濫しています。その効能に関しては「ホント」「ウソ」をよく注意して吟味してください。

どちらにしても、すぐに飛びついて過大なる期待をかけるのはやめたほうが賢明です。

グルコサミンやコンドロイチンで膝の痛みが和らぐのか

認知症とは関係ありませんが、年齢とともに起こる膝の痛みはグルコサミンやコンドロイチンがいいと、よく宣伝されています。

たしかに、グルコサミンもコンドロイチンも軟骨成分です。膝関節の軟骨がすり減って起こる膝の痛みに効くかのような印象があるかもしれません。しかし、これらを飲んでも、膝関節に届き、軟骨が再生されるわけではありません。

体外から摂取したグルコサミンが分解されずに関節内まで届き、そこで軟骨の合成の原料になるという科学的根拠は出されていません。グルコサミンやコンドロイチンを飲んで膝の痛みが和らぐという医学的エビデンスはないのです。

実際、厚生労働省の『統合医療に係る「情報発信等推進事業」』のサイトでは、グルコサミンとコンドロイチンのサプリメントの有効性について、「本項目の説明・解説は、米国の医療制度に準じて記載されているため、日本に当てはまらな

い内容が含まれている場合があることをご承知ください」との断り付きながら、
・コンドロイチンは変形性膝関節症または変形性股関節症の痛みに有効ではないことが研究結果から示唆されています。
・グルコサミンが変形性膝関節症の痛みに有効かどうか、また、グルコサミンとコンドロイチンのサプリメントがそれぞれ他関節の変形性関節症の痛みを軽減するかどうかは不明です。
との記述があります。

酵素や核酸を外から補っても体の中で働くことはない

酵素や核酸が「体にいい」といわれ、ドリンクや錠剤で売られています。

たしかに、体の中には何千種類もの酵素があり、酵素は生命の維持と調節に欠かせません。しかし、外から酵素を補ってもすぐに分解され、体の中で働くことはありません。

また、核酸はタンパク質の合成と生物の遺伝現象に関与している生命の源です。核酸も、いくら外から補っても、体の中の細胞内で核酸として働くはずもありません。もし本当に異種の核酸が体の中で働いたとしたら、その人はヒトではないミュータント人間です。

百歩譲って、核酸自体が「若返りに効果がある」とか「体にパワーをつける」としても、外から補ったところで効果はまったく期待できません。

みなさんもご存じのように、灰とダイヤモンドは同じ炭素でできています。しかし、いくらあがいても灰がダイヤモンドになることは決してありません。

それと同じで、体のある組織を構成している成分と同じ成分をいくら外から補給してもその組織の補修・再生はできないのです。

トカゲの尻尾は切られてもまた生えてきます。しかし、私たちがトカゲの尻尾の成分を摂取したからといって、抜けた永久歯は再び生えてこないし、老化した軟骨や脳も再生しないのです。

口から入れたコラーゲンはどうなるのか

この項目では認知症からはやや離れますが、世間的に「健康や美容にいい」とされている食べ物（の成分）やサプリが本当に効くのかどうかを検証していきます。

なぜ認知症とは直接関係ない食べ物やサプリを俎上に載せるかというと、「健康や美容にいい」とされるものと、「認知症にいい」とされるものは、本当に効くのかどうか、そのチェックポイントがまったくといっていいほど同じだからです。

つまり、ここで〝選別眼〟を身につけることによって、あなたはこれからもいろいろと登場するであろう「認知症にいいもの」が本当に効くのかどうかをチェックできるようになるのです。

ですので、しばらくの間、おつき合いください。

ある栄養素が「頭にいい」、あるいは「体にいい」ということがわかっているとしましょう。

だからといって、その栄養素を食べたり飲んだりすることで、その効果が得られると考えるのは早計です。

そう言うと、あなたは不思議に思うかもしれません。

「そんなことないでしょう。テレビや雑誌などで、専門家が『この食品・サプリメントには何々の成分が含まれているので、何々の効果が期待できる』なんて言っているじゃないですか」

と考える人もいるはずです。

たしかに、雑誌や単行本、テレビなどを通じて、私たちは、なんとかの専門家と称する人が、「この食品・サプリメントには何々の成分が含まれているので、何々の効果が期待できる」などと、もっともらしく解説しているのをよく耳にします。

文字や画面を通して〝専門家〟が発言しているのを見聞きすると、それらの解説を信じてしまうかもしれませんが、そのほとんどは「本当のことを言っていない」といっても過言ではありません。

じつは世の中には、健康や美容に関する〝妄言〟があふれ返っているのです。

たとえば、コラーゲン豊富なすっぽんや豚足を食べると、「お肌がプリプリになる」といったことがよく言われています。

実際、そう信じている女性はたくさんいらっしゃると思いますが、これなどは代表的ともいえる妄言なのです。

たしかにコラーゲンは皮膚の真皮にあって、エラスチンとともに皮膚の弾力（お肌のプリプリ）を保つ役割を担っています。

しかし、いくらコラーゲンがお肌をプリプリにする働きがあるからといって、コラーゲンを食べたり、飲んだりしても真皮には運ばれませんし、皮膚の一部にはなりません。

じつは世間がいう「健康や美容にいい食べ物やサプリ」の多くは、この理屈で、食べたり塗ったりしても効果はないのです。

では、口から入れたコラーゲンがどうなるかというと、便として排泄されるのが関の山なのです。

やや余談っぽくなりますが、コラーゲンに続く形でエラスチンという弾性線維がシワを取る効果があると話題になりました。エラスチンがらみのサプリメントも数多く売られているようです。

たしかに弾性線維にはシワをなくす働きがあります。しかしだからといってエラスチンの成分が含まれているものを塗ったり飲んだりしたところで意味はありません。

塗ったところで皮膚の真皮までは行かないし、決してエラスチン線維にはならないからです。コラーゲンと同じく、飲んだところで便になって出ていくだけです。

こうしたものの取り柄は害がないことくらいです。

腸内細菌は認知症の発症と関連する

以前より、「腸内細菌」と大腸炎や大腸がんなどの大腸の病気には深い関係があることがわかっていました。それに加えて最近、いろいろな領域の研究で腸内細菌は大腸の病気だけでなく、不眠、うつ病、自閉症、パーキンソン病、動脈硬化、糖尿病、肥満、リウマチ、アトピー性皮膚炎などさまざまな病気にも関連することがわかってきました。

また、国立長寿医療研究センターの研究で腸内細菌と認知症の発症は強く関連することが明らかになっています。

ヒトの大腸には40兆以上の細菌が常在しています。腸内細菌分布の変化、たとえば「善玉菌」が減って「悪玉菌」が増加していくと健康状態に影響を及ぼし、病気の要因となります。

認知症の人はそうでない人と比較して、脂肪の吸収を抑える腸内細菌「バクテロイデス」が少なくなっていると報告されています。
乳酸菌などと同様にバクテロイデス菌をいくら経口摂取してもそれらの菌が腸に居着くことはできません。

では、何を食べれば腸のバクテロイデス菌を増やすことができるのでしょうか。
昆布、わかめ、めかぶ、ひじきなどの海藻、大麦、ライ麦などの穀物、バナナやりんごなどの果物に含まれる「水溶性食物繊維」、さつまいもやごぼうなどの野菜、えのきや干ししいたけなどのきのこ類、大豆やおからなどの豆類に含まれる「不溶性食物繊維」を食べるとバクテロイデス菌を増やすことができるといわれています。

しかし、これらの食材摂取によってどの程度バクテロイデス菌を増やすことができるのか、バクテロイデス菌を増やすことによって認知症の予防・改善ができるかどうかのデータはまだ出ていません。

老化を防ぐセレンを含む食べ物とは

セレンは、グルタチオンペルオキシダーゼという酵素の構成成分として体の酸化を防ぎ、老化を防いでくれる作用がある必須ミネラルです。

食品中ではタンパク質と結合して存在し、たらこ、秋刀魚、鰹、黒鮪、真鯵、豚ヒレ、マカロニ、スパゲッティ、まつたけ、マッシュルーム、そば、フランスパン、食パン、オートミール、納豆などにたくさん含まれています。

また、鮪、かじき、鯖などの魚類に含まれる有機セレン化合物であるセレノネイン、肝臓で合成されて血液中に分泌後、各臓器にセレンを運搬するセレノプロテインPも同様の抗老化作用があるといわれています。

ただ、セレンを過剰摂取すると脱毛、筋肉の痙攣、下痢、関節痛などの副作用があるので注意しましょう。

分岐鎖アミノ酸を制限して寿命を延ばす

分岐鎖アミノ酸は必須アミノ酸で、バリン、ロイシン、イソロイシンがこれに含まれます。分岐鎖アミン酸は良質なタンパク質、なかでも鮪、鰹、鯵、秋刀魚、牛肉、鶏肉、卵、大豆、高野豆腐、チーズなどに多く含まれています。分岐鎖アミノ酸は筋肉の保持や増量に最も重要な役割を果たし、運動時のエネルギー源として利用されています。

アミノ酸、特にロイシンはラパマイシン標的タンパク質複合体1（mTORC1）を活性化する作用があります。

mTORC1が活性化されるとタンパク質や脂質の合成が促進されるとともにミトコンドリアでのエネルギー産生が亢進されて細胞の増殖や成長を助けます。

一方、mTORC1活性化は細胞内のゴミ掃除を担っているオートファジー機能を低下させ、ゴミ処理がうまくいかなくなるため老廃物タンパク質がどんどん蓄積して、がん、心血管疾患、糖尿病、老化の要因となります。

逆に、mTORC1の不活性化はオートファジーの掃除機能を正常に働かせ、細胞内老廃物タンパク質の蓄積を防ぐことができます。

分岐鎖アミノ酸の摂取の制限はmTORC1を不活性化し、細胞内ゴミをきれいに掃除できて、寿命を延ばす可能性が示唆されています。

mTORC1は高栄養状態では活性化され、低栄養状態（飢餓状態）では不活性化されます。mTORC1の活性化は細胞の生命維持に必須ですが、活性化されすぎると逆に毒になります。

終わりに

「食べ物を食べる」ということはヒトが生きていくために必要不可欠ですが、食べ物は一般的に「体に良いもの」と「体に悪いもの」に分類されています。

しかし、体に良いとされるものはいくら食べても良いということではなく、過剰になると「毒」となって体に悪影響を及ぼすということを忘れないでください。

食べ物は体にとって良い作用と悪い作用が隣り合わせになっているといっても過言ではありません。

前述したように、「食事は腹八分目を心がける」ということを改めて認識していただきたいと思います。また、科学的根拠に基づいた食事制限は重要であるということも心に留めておいてください。

食べ物ではありませんが、酸素もヒトが生きていくために必要不可欠です。しかし、過剰な酸素は、活性酸素を発生させ、細胞・組織障害を起こす要因となるのです。一方、軽度な低酸素状態は脳内でグルタミン酸濃度を上げ、学習・記憶機能を高める効果が期待できます。

グルタミン酸は脳機能維持に最も重要な興奮性神経伝達物質です。しかし、グルタミン酸が過剰になると「神経毒」となって、てんかん（けいれん）や神経細胞死を引き起こします。

体はすべて正（プラス）と負（マイナス）のバランスで調節されています。正だけでもダメですし、負だけでもダメですし、どちらかが過剰になってもダメなのです。正と負のバランスが崩れると病気になったり、老化が加速されたりするのです。食べ物を含めて良いとされる物（事）だけに目を向けるのではなく、バランスを重視することも大切なのです。

どうぞ、本書で得た知識を活用し、おだやかで心地よい老後生活をすごされることを祈念しております。

●主要参考文献

保坂隆

〈単行本〉

- 『心が安らぐ「老後のシンプル生活術」』保坂隆（ＰＨＰ文庫）
- 『50歳からの人生を楽しむ老後術』保坂隆（だいわ文庫）
- 『心の疲れがたまったときに読む本』保坂隆編著（だいわ文庫）
- 『1日1分！　生涯現役の脳をつくる方法』保坂隆（知的生きかた文庫）
- 『「がんばらない老後」のすすめ』保坂隆（廣済堂出版）
- 『ちょこっとずぼら老後は楽しい！』保坂隆（海竜社）

西崎知之

〈論文〉

1. Nishizaki T, Gotoh Akihiro, Gotoh Akinobu. GSK-3*β* may be a factor for restraint stress-induced depression-related behaviors and spatial learning impairment independent of tau phosphorylation. Int J Curr Res 2022;14:21606-21610.
2. Nishizaki T. Fe3+ facilitates endocytic internalization of extracellular A *β* 1-42 and enhances A *β* 1-42-induced caspase-3/caspase-4 activation and neuronal cell death. Mol Neurobiol 2019;56(7):4812-4819.

3. Nishizaki T. Salivary NGF may become a merkmal for early diagnosis of senile dementia. Ind J Med Res Pharmaceut Sci 2017;4:22-27.
4. Nishizaki T. Linoleic acid derivative DCP-LA sheds light on treatment of Alzheimer's disease. Gerontol Geriatr Res 2017;3:1032.
5. Nishizaki T. DCP-LA, a new strategy for Alzheimer's disease therapy. J Neurol Neuromed 2017;2:1-8.
6. Nishizaki T. Linoleic acid derivative DCP-LA prevents Tau phosphorylation by targeting GSK-3β . Int J Curr Res 2018;10:6425-64430.
7. Kanno T, Tsuchiya A, Tanaka A, Nishizaki T. Combination of PKCε activation and PTP1B inhibition effectively suppresses Aβ -induced GSK-3β activation and Tau phosphorylation. Mol Neurobiol 2016;53:4787-4797.
8. Kanno T, Tsuchiya A, Shimizu T, Mabuchi M, Tanaka A, Nishizaki T. DCP-LA activates cytosolic PKC ε by interacting with the phosphatidylserine binding/associating sites Arg50 and Ile89 in the C2-like domain. Cell Physiol Biochem 2015;37:193-200.
9. Kanno T, Tanaka A, Nishizaki T. Linoleic acid derivative DCP-LA ameliorates stress-induced depression-related behavior by promoting cell surface 5-HT1A receptor translocation, stimulating serotonin release, and inactivating GSK-3 β . Mol Neurobiol 2015;51(2):523-532.
10. Kanno T, Tsuchiya A, Tanaka A, Nishizaki T. The linoleic acid derivative DCP-LA increases membrane surface localization of the α7 ACh receptor in a protein 4.1N-dependent manner. Biochem J 2013;450:303-309.
11. Kanno T, Tanaka A, Nishizaki T. Linoleic acid derivative DCP-LA stimulates vesicular

transport of $\alpha 7$ ACh receptors towards surface membrane. Cell Physiol Biochem 2012;30(1):75-82.

12. Kanno T, Yaguchi T, Shimizu T, Tanaka A, Nishizaki T.8-[2-(2-Pentyl-cyclopropylmethyl)-cyclopropyl]-octanoic acid and its diastereomers improve age-related cognitive deterioration. Lipids 2012;47:687-695.

13. Shimizu T, Kanno T, Tanaka A, Nishizaki T.α, β-DCP-LA selectively activates PKC-ε and stimulates neurotransmitter release with the highest potency among 4 diastereomers. Cell Physiol Biochem 2011;27:149-158.

14. Yaguchi T, Fujikawa H, Nishizaki T. Linoleic acid derivative DCP-LA protects neurons from oxidative stress-induced apoptosis by inhibiting caspase-3/-9 activation. Neurochem Res 2010;35:712-717.

15. Nagata T, Tomiyama T, Mori H, Yaguchi T, Nishizaki T.DCP-LA neutralizes mutant amyloid β peptide-induced impairment of long-term potentiation and spatial learning. Behav Brain Res 2010;206:151-154.

16. Kanno T, Yaguchi T, Nagata T, Tanaka A, Nishizaki T. DCP-LA stimulates AMPA receptor exocytosis through CaMKII activation due to PP-1 inhibition. J Cell Physiol 2009;221:183-188.

17. Kanno T, Yamamoto H, Yaguchi T, Hi R, Mukasa T, Fujikawa H, Nagata T, Yamamoto S, Tanaka A, Nishizaki T. The linoleic acid derivative DCP-LA selectively activates PKC-ε, possibly binding to the phosphatidylserine binding site. J Lipid Res 2006;47:1146-1156.

18. Yaguchi T, Nagata T, Mukasa T, Fujikawa H, Yamamoto H, Yamamoto S, Iso H,Tanaka A, Nishizaki T. Linoleic acid derivative DCP-LA improves learning impairment in SAMP8. Neuroreport 2006 ;17:105-108.

19. Nagata T, Yamamoto S, Yaguchi T, Iso H, Tanaka A, Nishizaki T. The newly synthesized linoleic acid derivative DCP-LA ameliorates memory deficits in animal models treated with amyloid-β peptide and scopolamine. Psychogeriatrics 2005;5:122-126.

20. Kanno T, Yaguchi T, Yamamoto S, Yamamoto H, Fujikawa H, Nagata T, Tanaka A, Nishizaki T. 8-[2-(2-Pentyl-cyclopropylmethyl)-cyclopropyl]-octanoic acid stimulates GABA release from interneurons projecting to CA1 pyramidal neurons in the rat hippocampus via pre-synaptic $\alpha 7$ acetylcholine receptors. J Neurochem 2005;95:695-702.

21. Yamamoto S, Kanno T, Nagata T, Yaguchi T, Tanaka A, Nishizaki T. The linoleic acid derivative FR236924 facilitates hippocampal synaptic transmission by enhancing activity of presynaptic $\alpha 7$ acetylcholine receptors on the glutamatergic terminals. Neuroscience 2005;130:207-213.

22. Tanaka A, Nishizaki T. The newly synthesized linoleic acid derivative FR236924 induces a long-lasting facilitation of hippocampal neurotransmission by targeting nicotinic acetylcholine receptors. Bioorg Med Chem Lett 2003;13:1037-1040.

〈単行本〉

- 『認知症はもう怖くない』西崎知之（三五館）
- 『私は「認知症」を死語にしたい』西崎知之（三五館）
- 『脳の非凡なる現象』西崎知之（三五館）
- 『ボケるボケないは「この習慣」で決まる』西崎知之（廣済堂出版）

[著者プロフィール]

保坂隆（ほさか・たかし）

1952 年山梨県生まれ。保坂サイコオンコロジー・クリニック院長。

慶應義塾大学医学部卒業後、同大学医学部精神神経科入局。1990 年より２年間、米国カリフォルニア大学へ留学。東海大学医学部教授（精神医学）、聖路加国際病院リエゾンセンター長・精神腫瘍科部長、聖路加国際大学臨床教授などを経て現職。

著書に『精神科医が教える 心が軽くなる「老後の整理術」』『精神科医が教える お金をかけない「老後の楽しみ方」』（以上、PHP 研究所）、『人間、60 歳からが一番おもしろい』『精神科医が教える 老後のお金との賢いつき合い方』『精神科医が教える ちょこっとズボラな老後のすすめ』（以上、三笠書房）、『精神科医が教える 60 歳からの人生を楽しむ孤独力』『精神科医が教える すりへらない心のつくり方』（以上、大和書房）、『精神科医がたどりついた「孤独力」からのすすめ』（さくら舎）、『敏感すぎる自分が幸福いっぱいに変わる生き方』（電波社）、共著に『あと 20 年！ おだやかに元気に 80 歳に向かう方法』（明日香出版社）などがある。

西崎知之（にしざき・ともゆき）

1954 年生まれ。医師、医学博士。

神戸大学医学部卒業。神戸大、米国カリフォルニア大学アーバイン校と一貫して生体内情報伝達機構を専門に研究している。特に脂質シグナルと関連づけた新規の認知症治療薬、糖尿病治療薬、がん治療薬の開発に従事している。現在、上海中医薬大学附属日本校、ベトナム国家大学ハノイ校の客員教授を務め、後進の研究指導に当たるとともに新しい研究分野にも挑戦している。

主な著書に『認知症はもう怖くない』『私は「認知症」を死語にしたい』『脳の非凡なる現象』（以上、三五館）、『ボケるボケないは「この習慣」で決まる』（廣済堂出版）、共著に『あと 20 年！ おだやかに元気に 80 歳に向かう方法』（明日香出版社）がある。

おだやかに80歳に向かうボケない食生活

2023年 3月 19日　初版発行

著　　者　保坂隆／西崎知之
発 行 者　石野栄一
発　　行　まことい ちオフィス
発　　売　明日香出版社
〒112-0005　東京都文京区水道2-11-5
電話　03-5395-7650（代表）
https://www.asuka-g.co.jp
印刷・製本　シナノ印刷株式会社

 ISBN 978-4-7569-2263-2